授業・実習・国試に役立つ

言語聴覚士ドリル プラス

器質性構音障害

編集 **大塚裕一**
熊本保健科学大学保健科学部リハビリテーション学科言語聴覚学専攻教授

著 **宮地ゆうじ**
大阪人間科学大学保健医療学部言語聴覚学科講師

JN055914

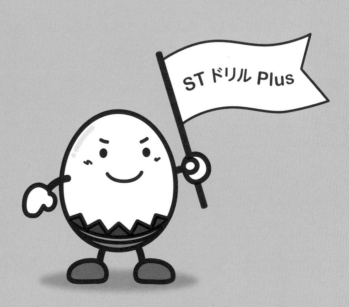

ST ドリル Plus

診断と治療社

刊行にあたって

　現在わが国には，およそ 70 校の言語聴覚士の養成校が存在します。言語聴覚士法（1997 年）の成立時にはその数は数校程度だったのですが，20 年あまりで増加し，県によっては複数校存在しているという状況になっています。言語聴覚士の養成は，さかのぼれば 1971 年，日本初の言語聴覚士養成校である国立聴力言語障害センター附属聴能言語専門職員養成所での大卒 1 年課程の開設が記念すべきスタートになるかと思います。その後，開設された養成校の養成課程は，高卒 3 年課程や高卒 4 年課程の専門学校，大学での 4 年課程，大卒を対象とした 2 年課程などさまざまで，あらたに専門職大学での養成課程も加わりました。

　言語聴覚士法が制定されてから，この約 20 年間での言語聴覚士にかかわる学問の進歩は著しく，教育現場で修得させなければならない知識・技術は増大する一方です。しかしながら入学してくる学生は，千差万別で従来の教育方法では十分な学習が困難となってきている状況もあります。

　今回，このような状況を改善する方策の 1 つとして，修得すべき基本知識を体系的に示したドリルを作成してみました。内容は，言語聴覚士の養成校で学ぶべき言語聴覚障害を専門領域ごとにまとめてシリーズ化し，領域ごとのドリルの目次は統一したものとし，目次を統一したことで領域ごとの横のつながりも意識しやすくなるようにしました。

　特徴としては
①すべての養成課程の学生を対象にしたドリルであること
②日々の専門領域講義の復習のみならず，実習，国家試験にも対応できる基本的な内容を網羅していること
③専門領域ごとにまとめたドリルであるが目次が統一されており，領域ごとの横のつながりが意識しやすいこと
などがあげられます。

　対象は学生ということを念頭においてシリーズ化したのですが，臨床現場で活躍されている言語聴覚士にも，基本的な知識の整理という意味で使用していただくことも可能かと考えています。

　最後に，この『ドリルプラス』シリーズが有効活用され言語聴覚士養成校の学生の学びの一助となることを期待します。

令和 3 年 11 月

　　　　　　　　　　　　　　　　　　　　　　　　　　　　　　　大塚裕一

器質性構音障害は，"言葉だけの問題"と理解してはいけない

　私は学生時代から決して努力家ではなく，どちらかというと試験直前にポイントだけを覚えて，ギリギリ試験をパスするというタイプの人間でした。先生からも「要領だけはよい」と言われ，褒められてもいないのに，それを100%ポジティブに捉えているような学生でした。当時を振り返ると，学生の頃から構音障害には興味があり，熱心に学んでいたのですが，「なぜ，わざわざ機能性構音障害と器質性構音障害を別々に学ぶ必要があるのだろう？」と疑問を浮かべながら授業を聞いていました。もっと正直にいえば，「器質的な問題があるのか，ないのかの違いであって，同じ発音の問題でしょ？」と考えていたのです。ひょっとすると，皆さんのなかにもそのように考えておられる方がいらっしゃるかもしれませんね。

　私はそのような認識のまま病院実習に臨みました。初めての症例は，今でもよく覚えていますが，発音が不明瞭なアスペルガー症候群（現：自閉症スペクトラム障害）のお子さんでした。構音検査を実施したところ /r/ が [d] に近い歪み音として聴取され，口腔内を確認したところ明らかに舌小帯が短く，舌尖の挙上が難しい状態でした。私は構音訓練のみで改善は困難と考えましたが，医学的治療（舌小帯手術）が本当に必要なのか大いに迷いました。当時の私には知識や経験がないだけでなく，そもそもこのような重大な決断に立ち会う覚悟もできていませんでした。

　さらに，これまでの授業では「発音の問題」としか理解していなかったため，「入院が必要なのか」「手術は全身麻酔で行うのか」「いつからご飯を食べてよいか」など，不安そうな本人とご家族からの質問にほとんど答えることができませんでした。

　このように器質性構音障害の場合，構音の問題は患者さんが抱えるさまざまな問題の一側面にすぎず，まず原疾患に関する理解が最重要であり，そして，機能的な側面はもちろん，生活面や精神面などを包括的に理解する視点が必要になります。また，治療に関しても多職種が協働で行うため，構音訓練に関する知識だけでなく，さまざまな治療の特徴についても理解しておく必要があるのです。

　本書では，できる限り器質性構音障害に関連する疾患や治療法について触れながら，重要項目をピックアップしてまとめました。ぜひ日々の授業の復習や実習対策，国試対策として活用していただければと思います。

令和3年11月

宮地ゆうじ

編集者・著者紹介

編集者 ···

大塚裕一（おおつか　ゆういち）
熊本保健科学大学保健科学部リハビリテーション学科言語聴覚学専攻教授

略　　歴：1990 年日本聴能言語学院聴能言語学科卒業。2010 年熊本県立大学大学院文学研究科日本語日本文学専攻博士前期課程修了。1990 年 4 月より野村病院（宮崎県）勤務後 1996 年 9 月より菊南病院勤務。2012 年 4 月より熊本保健科学大学准教授，2020 年 4 月より現職。

所属学会等：熊本県言語聴覚士会監事，くまもと言語聴覚研究会代表，熊本摂食・嚥下リハビリテーション研究会運営委員。

おもな著書：「なるほど！失語症の評価と治療」（金原出版，2010），「失語症Q&A」（共著，新興医学出版社，2013），「絵でわかる失語症の症状と訓練」（医学と看護社，2015），「明日からの臨床・実習に使える言語聴覚障害診断」（医学と看護社，2016）等。

著　者 ···

宮地ゆうじ（みやち　ゆうじ）
大阪人間科学大学保健医療学部言語聴覚学科講師

略　　歴：2012 年宮崎大学大学院教育学研究科修了。2012 年 4 月より関西総合リハビリテーション専門学校言語聴覚学科専任教員，2014 年 4 月より大阪人間科学大学人間科学部医療心理学科助教，2021 年 4 月より現職。

所属学会等：日本音声言語医学会，日本コミュニケーション障害学会，日本言語聴覚士協会，大阪府言語聴覚士会。

Contents

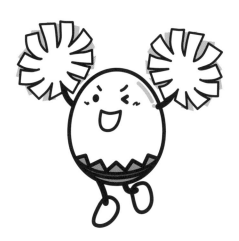

本ドリルの使い方

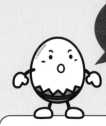

まずは左ページに集中して問題を解いてみよう！

左ページに穴埋め問題があります。傍注には「HINT」「MEMO」を掲載しているので，解答の参考にして解いてみましょう。

右ページには「読み解くためのKeyword」として，重要用語を解説しています。知識をより深めましょう！

---

1 無舌症・小舌症について空欄を埋めなさい。

- 無舌症，小舌症は極めてまれな（　①　）である。
- 著しい歯列弓の狭窄や（　②　）がみられる。
- 舌機能が損なわれることにより，哺乳障害，（　③　），構音障害を呈する。
- 音響学的な特徴として，母音フォルマントのうち（　④　）が総じて高くなる。

2 巨舌症について空欄を埋めなさい。

- 先天的なものとリンパ管腫など（　⑤　）により肥大化したものに大別される。
- 高度の巨舌は，（　⑥　）による窒息や呼吸障害などを呈する。
- 口腔内所見では，巨舌に伴う歯列不正や（　⑦　）がみられやすい。
- 構音では歯音，歯茎音が障害されやすく，（　⑧　）化がみられやすい。
- 臍帯ヘルニア，巨舌，巨体を三主徴とする常染色体劣性遺伝病として（　⑨　）症候群が知られている。

3 舌小帯短縮症について空欄を埋めなさい。

- 通常，新生児の舌小帯は太く短く，舌の（　⑩　）についている。
- 舌小帯は成長とともに長く引き伸ばされ，しだいに舌の中ほどへと（　⑪　）していく。
- （　⑫　）の可動域が障害されることで，哺乳障害や構音障害を呈することがある。
- 構音への影響は，（　⑬　）が最も障害されやすい。
- 口腔機能への影響がない場合は，必ずしも（　⑭　）の対象にはならない。

HINT
▶母音の音色は，フォルマント周波数で特徴づけられる。F1は開口度と対応し，F2は舌の前後の位置と対応している。

MEMO
▶現在，「劣性」という言葉を用いず，「潜性」と表現されることもある。

MEMO
▶舌小帯とは，口腔内の舌下面中央部と下顎歯肉中央部間にある薄い粘膜ヒダをいう。

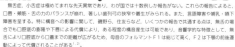

無舌症・小舌症
　無舌症，小舌症は極めてまれな先天異常であり，わが国では十数例しか報告がない。これらの報告によると，口唇・頬筋・舌の力のバランスが崩れ，著しい歯列弓の狭窄や叢生がみられる。また，言語障害や哺乳・嚥下障害を呈する。特に構音への影響に関して，磯野ら，住友らが，いくつかの報告で共通する点は，無舌の場合でも口腔底の臍蓋や下唇による代償により，ある程度の構音産生は可能であり，音響学的な特徴として，無舌により口腔底から口蓋までの距離が広くなるため，母音のフォルマントF1は総じて高く，F2は下顎の前後運動によって代償されることがある[1,2]。

巨舌症
　何らかの原因により，舌の一部，あるいは全体が肥大化したものを巨舌症という。生まれつきのものとリンパ管腫や血管腫などの腫瘍により大きくなったものに大別される。高度の巨舌は，舌根沈下による窒息や呼吸障害，哺乳障害，摂食障害，言語障害などの原因となる。また，口腔内所見では巨舌に伴う歯列不正や開咬がみられやすい。治療は，基本的に舌部分切除による舌縮小術が一般的である。構音への影響に関して，松田らの報告によると，歯音，歯茎音が障害されやすく，歯間音化がみられやすい。口唇音や軟口蓋音は比較的影響を受けにくいとされている[3]。

ベックウィズ・ヴィーデマン症候群
　巨舌を伴う先天形成症候群である。この症候群は，臍帯ヘルニア，巨舌，巨体を三主徴とする常染色体劣性遺伝病であり，原因遺伝子座は 11 番染色体短腕 15.5 領域 (11 p 15.5) であることがわかっている。

舌小帯短縮症
　舌小帯は舌と口腔底をつなぐ薄い膜で，通常，新生児では太く短く，舌の先端についている。その後，成長とともに長く引き伸ばされ，しだいに舌の中ほどへと後退していく。何らかの理由により，小帯が短く付着位置が後退しない場合，前舌の運動可動域が障害される。運動障害により哺乳や構音（特に，弾き音 [r]）に問題がみられる場合は，外科的治療の対象となる。しかし，軽度の運動障害があったとしても，口腔機能に影響がみられない場合は必ずしも外科的治療の対象にはならない。

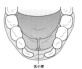

舌小帯が短く舌尖部で付着している。　　　舌の前突時にハート型のくびれがみられる。

● 舌小帯短縮症

解答は右ページ下に掲載しています。

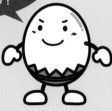

問題は全部で390問！
どのくらい解けたかな？
p. 58の採点表で採点してみよう！

第 **1** 章

器質性構音障害の歴史

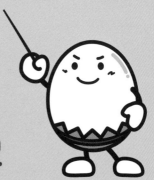

この章では，器質性構音障害の代表的な原因の1つである口蓋裂に焦点を当て，その治療に関する歴史的変遷について学んでいきます。わが国において器質的疾患（奇形）がどのように理解され，また障害に対する評価や治療技術がどのように発展してきたかについて学んでいきましょう。

■1 口蓋裂治療の歴史について空欄を埋めなさい。

- わが国において，（ ① ）は兎唇，みつくちなどとよばれ，古くから認知されていた。
- 1766 年，Le Monnier による（ ② ）の単純縫合が口蓋裂治療の始まりであるといわれている。
- 1861 年，Von Langenbeck は（ ③ ）を形成することにより，硬口蓋の閉鎖を可能にする。
- 1920 年，Ganzer により口蓋を後方に移動して鼻咽腔閉鎖機能を獲得する（ ④ ）法が考案される。
- 1970 年頃から栓塞子やパラタルリフトなど，（ ⑤ ）装置を用いた治療法が報告され始める。
- 1979 年，Hotz により（ ⑥ ）に対して有効なホッツ床が紹介される。

■2 口蓋裂の言語治療の歴史について空欄を埋めなさい。

- 口蓋裂の言語治療は，当初（ ⑦ ）によって行われていた。
- 1943 年，American Cleft Palate Association (ACPA) が設立され，多職種協働による（ ⑧ ）が推奨される。
- 言語臨床家による評価，治療の実践報告は，（ ⑨ ）年頃から始まる。
- 1970 年，Morley は（ ⑩ ）の代償構音として声門破裂音と咽頭摩擦音をあげている。
- 1974 年，福迫らは口蓋裂言語の新たな分類として，咽頭破裂音，（ ⑪ ）構音，（ ⑫ ）構音，（ ⑬ ）構音を提唱している。

MEMO

▶口蓋裂治療は，単に披裂部の縫合や機能回復だけではなく，その後の言語獲得や顎発育の状態をよりよいものにするため，これまで多くの術式の考案と改良が加えられてきた。

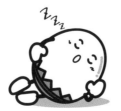

読み解くための Keyword

口蓋裂の歴史

　　口蓋裂はエジプトのミイラにもみられるように古くから認知されてきた障害の 1 つであり，紀元前 2500 年頃には披裂部を簡単な歯科補綴物で閉鎖するような治療がなされていたといわれている。わが国においても古くから認知され，江戸時代中期頃，寺島良安により編纂された『和漢三才図会』という書物の中に「兎脣 (としん・いぐち)」として紹介されている。その原因について，「妊娠兎ノ肉食ヘバ脣ヲ缺ケ子ヲ令ム (妊娠中に兎の肉を食べると，唇の欠けた子が生まれる)」[1] と記されている。江戸時代，獣肉食が禁忌とされており，このような食に関する文化的背景が誤った迷信を助長していたのかもしれない。わが国において，今日のように複数の専門家が障害を正しく理解し，協働して治療にあたるようになったのは 1960 年代に入ってからであり，口蓋裂治療の歴史は比較的新しいといえる。

口蓋裂手術の歴史

　　現存する記録上，フランスの歯科医師 Le Monnier (1766) による披裂縁の単純縫合が口蓋裂治療の原点とされ，その後，正常な言語獲得，顎発育，鼻咽腔閉鎖機能や咬合などの問題に対応した術式が次々に考案，改良されていく[2]。初めて硬口蓋の閉鎖を可能にした Von Langenbeck (1861) の術式は，粘膜と骨膜を一緒に口蓋骨面から剝離し，粘膜骨膜弁を形成するものであった。しかし，この方法は口蓋帆挙筋や口蓋咽頭筋など軟口蓋筋群の切断を伴うため，披裂部は閉鎖されてもスピーチに必要な口蓋筋の運動性を得られなかった。Ganzer (1920) は粘膜骨膜弁で裂を閉鎖するとともに，口蓋を後方に移動して鼻咽腔閉鎖機能を獲得する術式を考案した。これが push back 法であり，その後 push back 法を応用した手技が現在も多く用いられている。

言語治療の歴史

　　口蓋裂言語の治療は，術者すなわち外科医によって始まったといわれている。言語治療士によって口蓋裂言語の評価，治療の実践が報告され始めたのは，1970 年頃からである。なかでも英国の Morley (1970) は，現在の口蓋裂言語臨床の基礎を築いた人物の一人であり，著書のなかで口蓋裂言語の典型的な例を詳細に記述している。わが国においても，福迫ら (1974) が口蓋裂児の術後の言語症状を詳細に分析し，これまで口蓋裂の異常構音として報告されていた声門破裂音，咽頭摩擦音だけでなく，咽頭破裂音，口蓋化傾向 (口蓋化構音)，側音化構音，鼻腔構音 (鼻咽腔構音) という新たな構音障害の分類を提唱している。これらの名称および分類は，口蓋裂言語のみならず，今日の言語聴覚臨床に多大な影響を与えている。

チーム医療

　　欧米では 1930 年代半ば頃から多職種協働による治療が推奨されはじめ，形成外科医，矯正歯科医，補綴科医，言語治療士，ソーシャルワーカーなど，種々の専門家が密に連携し，患者をサポートする体制が形づくられるようになる。1943 年には American Cleft Palate Association (ACPA) が設立され，これまでの口蓋裂治療に関する知見を集約するとともに，情報発信の中核的機関としての役割を果たしている。日本では宮崎正 (1962) が先駆けとなって口蓋裂言語治療談話会を発足させ，1970 年に口蓋裂研究会，さらに 1976 年には日本口蓋裂学会となり，現在では術者だけでなく，広くチームアプローチの重要性が多職種によって認識されている。

MEMO

第 **2** 章

器質性構音障害の基礎

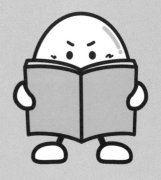

この章では，器質性構音障害を理解するために必要な基礎を学んでいきます。まず器質性構音障害の定義や他の構音障害との違いを整理します。そして，構音障害にかかわる解剖・生理についてポイントをおさえ，正しい構音の仕組みを理解しましょう。また，口腔顔面領域の発生と成長に伴う変化として，口腔機能の発達や構音の獲得について学びます。さらに，器質性構音障害に関連する疾患として，口唇，舌，歯列など領域別の例をあげ，それらの病態に関する理解を深めていきます。

Ⅰ構音障害について空欄を埋めなさい。

- 「構音」は医学的な用語であり，言語学では（　①　）といわれる。
- 発声発語器官のうち，咽頭から口唇までの語音産生にかかわる器官を（　②　）という。
- 構音障害は障害の（　③　）によって，いくつかのタイプに分類される。
- 狭義の構音障害には，（　④　）や（　⑤　）の問題は含まれない。

Ⅱ構音障害の分類について空欄を埋めなさい。

タイプ	原因
（　⑥　）構音障害	口唇・舌・口蓋など構音器官の形態や機能の異常
（　⑦　）構音障害	発話に関連した運動を制御する神経・筋の異常
（　⑧　）構音障害	構音器官の形態や機能に明らかな異常がなく，原因が特定できないもの
（　⑨　）構音障害	聴覚障害により構音の学習および自発話のフィードバックが障害されたもの

Ⅲ器質性構音障害について空欄を埋めなさい。

- 発語器官に（　⑩　）的な問題を認める。
- 原因疾患として，最も頻度が高いのは先天的な顎顔面領域の（　⑪　）である。
- なかでも（　⑫　）が最も多く，舌小帯短縮症や先天性鼻咽腔閉鎖不全なども多い。
- 後天的な要因としては，（　⑬　）が多い。
- 奇形症候群や染色体異常の場合，構音障害だけでなく，（　⑭　）や（　⑮　）などを合併することがある。
- 構音の問題だけでなく，鼻咽腔閉鎖機能の問題により（　⑯　）の異常が目立つことが多い。

MEMO

▶構音障害を深く理解するためには，まずは構音器官の構造や神経・筋の働きを正しく覚えることが必要である。

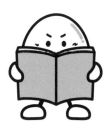

読み解くための Keyword

構音障害

　構音障害とは，何らかの原因で構音器官が機能不全を呈した状態をいう。「構音」は医学用語であり，言語学では「調音」といわれる。一般的な「発音」と同義と考えてよいが，構音にはどのように言語音を生成しているかという解剖学的な意味が強い。同じ発話の障害であっても，発声発語器官のうち，咽頭以上の構音器官が正しく機能せず誤った音が生成される状態を構音障害とよび，喉頭（声帯）の障害である音声障害とは区別される。

器質性構音障害

　口唇・舌・口蓋など構音器官の形態や機能の異常に伴う構音障害をいう。

運動障害性構音障害（dysarthria）

　発話に関連した運動を制御する神経・筋の異常に伴う構音障害をいう。

機能性構音障害

　構音器官の形態や機能に明らかな異常がなく，原因が特定できない構音障害をいう。

聴覚性構音障害

　聴覚障害により自発話のフィードバックが障害されたことによる構音障害をいう。

器質性構音障害の特徴

　原因疾患として，最も頻度が高いのは奇形である。なかでも口唇口蓋裂が最も多く，先天性鼻咽腔閉鎖不全や舌小帯短縮症なども多い。後天的なものでは口腔癌が多く，まれに事故などによって構音器官が障害されることもある。構音の誤りが奇形に起因する場合，疾患によって「構音が障害されている」と捉えるのではなく，構音器官の形態や機能に異常を伴う状態で「誤って学習されたもの」として捉える必要がある。また，奇形症候群や染色体異常の 1 つの症状として構音障害がみられる場合は，しばしば知的障害や聴覚障害を合併することがある。この点でも機能性構音障害とは大きく異なる。また，機能性構音障害は「構音」の問題に限局されるが，器質性構音障害は鼻咽腔閉鎖不全により共鳴の異常が目立つことが多い。したがって，呼気鼻漏出に伴う子音の歪みより，発話明瞭度が著しく低下することがある。

■1■ 発声発語器官の構造について空欄を埋めなさい。

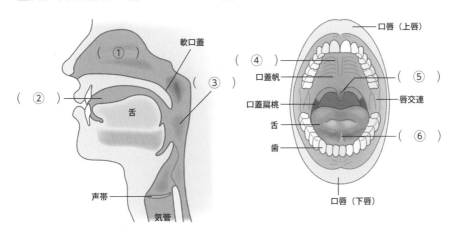

■2■ 発声の仕組みについて空欄を埋めなさい。

● 発声時に声帯は（　⑦　）し，肺からの呼気が声帯を通過する際，声帯振動が生じる。

● この振動により生じた空気の粗密波を（　⑧　）という。

● 無声音の場合，声帯は（　⑨　）し，声帯振動は生じない。

● この声帯の動きは（　⑩　）神経支配の（　⑪　）筋によって調整されている。

● 何らかの原因で，この調節機構が破綻した場合，（　⑫　）をきたす。

■3■ 構音の仕組みについて空欄を埋めなさい。

● 母音産生時，口蓋帆挙筋の働きにより（　⑬　）が挙上し，鼻咽腔を閉鎖する。

● （　⑭　）産生時，声道内に強い狭^{せば}めや閉鎖が起こる。

● この狭めや閉鎖が起こる位置を（　⑮　）という。

● 構音点における呼気の操作を（　⑯　）という。

● 日本語子音の構音点は，（　⑰　），歯，歯茎，硬口蓋，軟口蓋，（　⑱　），に分けられる。

● 構音様式は摩擦音，（　⑲　），破裂音，鼻音，（　⑳　），弾き音に分けられる。

HINT

▶通常の母音は，声帯振動を伴う有声音である。これに対し，子音には有声子音と無声子音という区別がある。

MEMO

▶臨床では構音の誤りを聴取し，聞き取った音から構音点および構音様式がどのように変化して産生されているかをイメージする力が求められる。

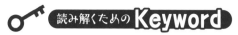

喉頭原音

　音声言語の生成は，呼吸，発声，構音の三つの過程に分けられる。呼吸器の運動によって呼気が生成され，その呼気をエネルギーとして声帯振動が起こる。この振動により空気の粗密波が生じ，これを喉頭原音という。これが言語音の音源となり，この過程を「発声」という。無声音の場合は，声帯は外転し，声帯振動は生じない。この声帯の動きは喉頭神経（迷走神経枝）支配の内喉頭筋によって調整されており，この調節機構が破綻した場合，または声帯そのものの動きを阻害する器質的な病変が生じた場合，音声障害をきたす。

声道

　声道とは，共鳴腔としての役割を果たす口腔，鼻腔，咽頭腔を表す言葉である。声道の形を変えることにより，共鳴周波数を変化させる。声道の形状を決定するのは，口唇，舌，軟口蓋，下顎といった特に可動性の大きい発語器官である。このような言語音生成のために適切な声道を形作る器官の動きを「構音」という。

構音点（構音位置）

　母音産生時，軟口蓋が挙上し，鼻咽腔を閉鎖する以外，基本的には声道に強い狭めや閉鎖は起こらない。これに対し，子音産生時には声道内に強い狭めや閉鎖が起こる。この狭めや閉鎖が起こる位置を「構音点」という。日本語子音の構音点は，口唇，歯，歯茎，硬口蓋，軟口蓋，声門に分けられる。

構音様式（構音方法）

　構音点における呼気の操作を「構音様式」という。構音様式は，摩擦音，破擦音，破裂音，鼻音，接近音，弾き音に分けられる。たとえば，[k，g] であれば「軟口蓋破裂音」のように，構音点-構音様式の組み合わせによって表わされる。

有声・無声子音

　上記の構音点，構音様式とは別の対立軸として，声帯振動の有無による区別がある。[g，dz，d] のように声帯振動を伴うものを「有声子音」といい，[k，s，t] のように声帯振動を伴わないものを「無声子音」という。

● **子音の構音位置・構音方法**

構音方法	構音位置	両唇音	歯茎音	歯茎硬口蓋音	硬口蓋音	軟口蓋音	声門音
破裂音	無声	p	t			k	
	有声	b	d			g	
破擦音	無声		ts	tɕ			
	有声		dz	dʑ			
摩擦音	無声	ɸ	s	ɕ	ç		h
	有声		z	ʑ			
鼻音	有声	m	n		ɲ	ŋ	
弾き音	有声		ɾ				
接近音	有声	ɰ			j	(ɰ)	

※新版構音検査のなかでは，一部簡略化した音声表記が用いられるため，区別して覚えるようにしましょう。

■1 口腔顔面領域の発生について空欄を埋めなさい。

- 口腔の発生は胎生（ ① ）週頃，口窩とよばれる（ ② ）胚葉の陥没から始まる。
- 眼，耳，鼻といった感覚器の発生も，（ ③ ）胚葉に由来する。
- 中胚葉からは（ ④ ），（ ⑤ ），血管など身体内部を構成する構造物が発生する。
- 前頭隆起の外側に位置する第（ ⑥ ）鰓弓（さいきゅう）の上顎突起は，胎生 6 週頃から正中に向かって移動し，中央部で互いに融合し，（ ⑦ ），鼻中隔軟骨，および切歯孔（せっしこう）より前方の（ ⑧ ）を形成する。
- 胎生 4〜7 週の間に形成される口唇系組織を（ ⑨ ）という。
- 胎生 7〜12 週の間に形成される口蓋系組織を（ ⑩ ）という。
- 口蓋は（ ⑪ ）を境に，一次口蓋と二次口蓋の癒合（ゆごう）によって完成する。

■2 口唇裂，口蓋裂の発生について空欄を埋めなさい。

- 口唇裂は（ ⑫ ）の形成異常によるものである。
- 原因として（ ⑬ ）説と（ ⑭ ）説がある。
- 口蓋裂は（ ⑮ ）の形成異常によるものである。

■3 成長に伴う声道の変化について空欄を埋めなさい。

- 新生児の喉頭蓋は（ ⑯ ）に接しており，加齢とともに喉頭は下降する。
- 乳児期の声道は，咽頭から喉頭までの距離が短いため，生後 2 か月頃まで声は（ ⑰ ）している。
- 加齢に伴い（ ⑱ ）の位置が下がることで，口腔，咽頭腔に広がりが生まれる。
- 口腔の広がりとともに，構音可能な（ ⑲ ）のレパートリーが増えていく。
- 思春期ごろ，体格だけでなく（ ⑳ ）が下方に成長し，より大人の顔貌へと近づく。

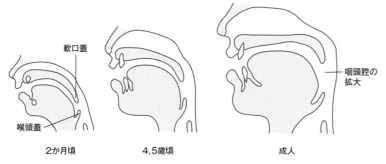

軟口蓋　　　咽頭腔の拡大

喉頭蓋

2か月頃　　　4,5歳頃　　　成人

● 声道の変化

〔熊倉勇美，他（編）：第 2 章 構音障害．発声発語障害学．第 2 版（標準言語聴覚障害学），医学書院，113，2015 の図 2 - 1 より改変〕

MEMO

▶発生学的な観点から口腔の形成を理解するためには，まず「一次口蓋」と「二次口蓋」の違いについて確認し，そして，一次口蓋，二次口蓋がどのような順に，どのような位置関係で癒合していくのかを覚えるとよい。

MEMO

▶一次口蓋，二次口蓋の形成異常，または癒合の問題により，口唇口蓋裂の裂型（タイプ）が分かれる。

読み解くための Keyword

胚葉

　　身体のあらゆる組織は，その発生過程をたどると三つの基本的な細胞層（外胚葉，中胚葉，内胚葉）からできていることがわかる。外胚葉からはおもに体表の上皮と神経系が，内胚葉からは消化管や呼吸器が，また中胚葉からは骨格，筋，血管など身体の内部を構成する構造物が発生する。

鰓弓

　　鰓弓とは胎生 4 週頃の胎児にみられる隆起性の構造体で，これらをもとに顔面や頸部の重要な器官（特に骨と筋肉）が形作られる。鰓弓には頭側から順に第一から第六までの番号がつけられている。

一次口蓋

　　胎生 4～7 週の間に形成される口唇系組織を一次口蓋という。切歯孔より前方で，鼻窩（びか）と上口唇を形成する。

二次口蓋

　　胎生 7～12 週の間に形成される口蓋系組織を二次口蓋という。切歯孔より後方の口蓋を形成する。

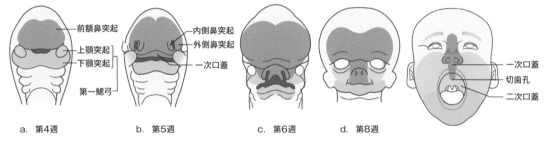

a.　第4週　　　　　b.　第5週　　　　　c.　第6週　　　　　d.　第8週

● 口唇・口蓋の発生

口唇裂の発生

　　口唇裂は胎生 4～7 週頃に形成される一次口蓋（口唇系組織）の形成に異常が生じたために起こるとされており，その原因として組織癒合不全説と中胚葉欠損説がある。前者は内側鼻突起，外側鼻突起，両側鼻突起の癒合過程に異常があり，癒合されないままの状態になるという説である。後者は上口唇を形成する中央，左右の 3 か所の中胚葉塊が欠損または不足したため，その位置に披裂を生じるという説である[1]。

口蓋裂の発生

　　胎生 7～12 週に形成される二次口蓋（口蓋系組織）の形成に異常が生じたために起こるもので，両口蓋棚と中間顎，ならびに鼻中隔の癒合不全により生じるとされている。

成長に伴う声道の変化

　　人は成長に伴って顔面の上部より下顎が下方に成長し，顔貌は縦長になる。それとともに喉頭が下がることで口腔，咽頭腔に広がりが生まれ，舌を前後左右へと自由に動かすことができるようになる。このような口腔・咽頭の変化は人類に特有なもので，チンパンジー，ボノボのような類人猿を含め，他の動物にはみられない。進化の過程で人類のみが言語を獲得したことに関して，この形態的な変化が大きく関係していると考えられている。

■1 乳幼児期にみられる発声発語の変化について空欄を埋めなさい。

- 出生直後にみられる新生児の反射的発声が（　①　）である。
- 生後 1 か月頃まで（　②　）とよばれる泣きに近い発声がみられる。
- 生後 1 か月を過ぎると，泣かずに後舌や中舌母音に似た（　③　）がみられる。
- 生後 2〜3 か月頃，（　④　）とよばれる喉の奥で産生される発声がみられる。
- 生後 4〜6 か月になると，一人で「アーアー」「ウーウー」と声を出して遊ぶ（　⑤　）がみられる。
- 生後 6 か月を過ぎる頃には，「パパパ」「マママ」など CV 音節がはっきりとした（　⑥　）が現れる。
- 生後 10 か月を過ぎると，発声に抑揚やリズムが出現し，まるで大人と会話しているような意味のとれない音声模倣が増加する。これを（　⑦　）という。
- 生後 12 か月頃から音のつながりと意味が結びつき，「ママ」「パパ」といった（　⑧　）が表出される。
- 初語は（　⑨　）を用いた 2 音節（CVCV）で産生されることが多い。

■2 構音の発達について空欄を埋めなさい。

- 子音と母音を比較すると，（　⑩　）のほうが実用的な完成時期は早い。
- 母音の獲得順序は，（　⑪　）であり，母音の有標性と同じである。
- （　⑫　）歳頃には，全母音の明瞭度が 80％を超える。
- 一般的に，子音のうち（　⑬　），（　⑭　）は比較的早期に獲得される。
- 両唇音 [p，b，m]，接近音 [j] は，（　⑮　）歳までに産生される。
- [s，dz，ts，r] の完成は比較的遅く，（　⑯　）歳を過ぎることもある。
- 通常の構音獲得過程においても，省略，（　⑰　），歪みといった誤りは認められる。
- 通常の構音獲得過程において目標音への類似性の高い音への誤りは，（　⑱　）とよばれ，異常なものではない。
- 構音獲得過程においては（　⑲　）や倒置といった誤りがみられることもある。

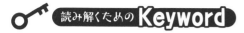

読み解くための Keyword

叫喚発声

　　新生児は生まれて初めて空気を吸い，吐き出すと同時に声を出す。この出生直後の反射的発声が産声である。その後 1 か月を過ぎる頃まで，発声は泣きに近い発声に限られる。この声は叫喚発声とよばれ，特に乳児が空腹や排泄物など違和感を感じた際に増加するといわれている。

クーイング

　　生後 2〜3 か月になると，泣かずに声を出すことができるようになる (非叫喚発声)。この頃は，「クークー」のような喉の奥で産生された声を出す。これを，クーイングという。徐々に口腔内で舌が動くようになり，後舌や中舌母音に似た音も出るようになる。しかし，子音 (consonant) と母音 (vowel) からなる CV 音節はまだ産生することができない。

喃語

　　生後 4〜6 か月になると，母親の顔をじっと見て，あやされると声を出して笑うようになる。また，「アーアー」「ウーウー」など一人で声を出して遊ぶ (vocal play)。その後，母音中心の発声の中に「プッ」と口唇をふるわせたり，高低や強弱のあるさまざまな音を出すようになる。喃語への移行が始まり，特に初期のものを過渡的喃語という。その後，6 か月を過ぎる頃には，「パパパ」「ママ」など CV 音節がはっきりとした単音節が反復される。これを基準喃語という。

ジャーゴン

　　10 か月を過ぎると，発声に抑揚やリズムが出現し，大人が話す言葉の音声模倣が盛んになる。このようなあたかも大人と会話しているような意味のとれない発話をジャーゴンという。そして，12 か月頃から音のつながりと意味が結びつき，「ママ」「パパ」といった初語の表出へとつながる。初語は口唇音 [p，b，m] を用いた 2 音節 (CVCV) で産生されることが多く，中でも [m] の使用が最も多い。

構音の発達

　　一般的に鼻音 [m，n]，破裂音 [p，t，k] は比較的早期に獲得され，その後，摩擦音 [s，ɕ]，破擦音 [ts，tɕ]，弾き音 [r] を獲得していく。音の初発年齢，完成年齢や習得順は個人差が大きいものの，およそ 6 歳頃にはすべての音は獲得に至る。

● **子音の獲得時期 (90% 以上正しく構音される時期)**

年齢	高木ら		野田ら		中西ら	
3：0〜3：5	10	w, j, m, p, t, dg, tʃ, dʒ	50	j, b, m, t, tʃ		
3：6〜3：11	16	f, n	50	p, k, g, ʒ		
4：0〜4：5	22	ç, h, k	50	h, ç, n, r	230	w, j, h, ç, p, b, m, t, d, n, k, g, tʃ, dʒ
4：6〜4：11	28	b	50	w, d	303	ʃ
5：0〜5：5	21	dz	48	s	281	s, ts
5：6〜5：11	16		50	ʃ, ts, z	270	dz, r
6：0〜6：5	20		50		380	
6：6〜6：11			30		225	
備考	s, ʃ, ts, r は 6 歳 6 か月までには 90% 以上正とはならない		ʒとʑ, zとdʒ は区別せず ʒ, z としている		単語で検査を目的とした音の初発反応による	

*3：0 は 3 歳 0 か月，3：5 は 3 歳 5 か月を示す。

〔中西靖子，他：構音検査とその結果に関する考察．特殊教育研究施設報告 1：1 - 19，1972 より一部改変〕

解答

① ①産声，②叫喚発声，③非叫喚発声，④クーイング，⑤ vocal play，⑥基準喃語，⑦ジャーゴン，⑧初語，⑨口唇音 [p,b,m]
② ⑩鼻音，⑪ [p，t，k]，⑫ [s，ɕ]，⑬ [ts，tɕ]，⑭弾き音 [r]，⑮ 3，⑯ 6，⑰習得順，⑱幼児構音，⑲ 6 歳頃

13

■1通常の鼻咽腔閉鎖機能について空欄を埋めなさい。

- 安静呼吸時，鼻咽腔は（ ① ）された状態になっている。
- 嚥下時，鼻咽腔は（ ② ）された状態になる。
- 鼻音以外の言語音産生時，鼻咽腔は（ ③ ）された状態になっている。
- ブローイング時の鼻咽腔は，（ ④ ）された状態になっている。
- （ ⑤ ）が軟口蓋を後上方に引き上げる。
- 口蓋帆挙筋の運動は（ ⑥ ）神経の支配を受ける。

■2共鳴の異常について空欄を埋めなさい。

- 鼻咽腔閉鎖機能不全などにより過度な鼻腔共鳴を伴う発声を（ ⑦ ）という。
- 咽頭扁桃肥大（アデノイド）などにより鼻腔内で呼気の通過障害を伴う発声を（ ⑧ ）という。
- 共鳴異常によって（ ⑨ ）が著しく低下することがある。
- 鼻咽腔閉鎖機能不全に伴う呼気鼻漏出により，子音は（ ⑩ ）化や（ ⑪ ）化した歪み音として聴取されることがある。
- 鼻音化は子音より母音に強く，また母音では（ ⑫ ）や（ ⑬ ）といった狭母音で生じやすい。
- 破裂音産生時，呼気鼻漏出によって十分な口腔内圧を得ることができないため，声門や咽頭を代償的に用いる（ ⑭ ）を誤って学習してしまうことがある。

📝**MEMO**

▶「鼻咽腔閉鎖」は，どのような機構が連動して達成されているのかを確認しておく必要がある。

📝**MEMO**

▶「ブローイング」とは，息を吹く動作のことをいう。

💡**HINT**

▶鼻咽腔閉鎖機能不全がみられる場合，開鼻声や子音の歪みといった共鳴の異常がみられることがある。また，より重度の鼻咽腔閉鎖機能不全の場合，声門や咽頭を代償的に用いる声門破裂音や咽頭摩擦音といった誤った構音様式を獲得してしまうことがある。

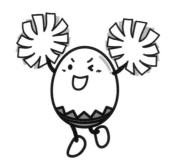

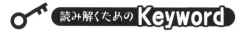

読み解くための Keyword

鼻咽腔閉鎖機能

　　口腔と鼻腔は口蓋により隔てられているが，後方の咽頭部では交通しており，この筒状の部分を鼻咽腔という。安静呼吸時には，鼻咽腔は弛緩し開放された状態になっているが，嚥下時，鼻音以外の言語音産生時，ブローイング時，吸引時には，軟口蓋が挙上し，鼻腔と口腔が遮断される。この機能を鼻咽腔閉鎖機能という。

　　鼻咽腔閉鎖は，軟口蓋の後上方運動，咽頭側壁の内側運動，咽頭後壁の前方運動など，口蓋・咽頭の連動した協調運動によって達成される。鼻咽腔閉鎖時に働く口蓋咽頭筋のなかでもおもに口蓋帆挙筋が，軟口蓋を後上方に引き上げ，咽頭腔の狭小化を図る。

鼻咽腔閉鎖機能不全 (velopharyngeal incompetence：VPI)

　　鼻咽腔閉鎖は，軟口蓋の後上方運動，咽頭側壁の内側運動，咽頭後壁の前方運動など，口蓋・咽頭の連動した協調運動によって達成される。何らかの原因で鼻咽腔閉鎖機能が正常に機能しない場合，声が過度に鼻にかかり，発話明瞭度を低下させる。この状態が鼻咽腔閉鎖機能不全である。

開放性鼻声 (開鼻声)

　　鼻咽腔閉鎖機能不全に伴う共鳴の異常は，主として開放性鼻声である。口唇口蓋裂の場合，その原因として①鼻咽腔の深さに対し先天的に軟口蓋が短小である，②軟口蓋や咽頭側壁など発語器官の運動不全，③口蓋形成術時の push back 量の不足，④口蓋帆挙筋を中心とする口蓋筋の不完全な再建，などがあげられる。発話は鼻音化や弱音化により明瞭度が低下し，破裂音産生時，呼気鼻漏出によって十分な口腔内圧を得ることができないため，声門や咽頭を代償的に用いるような誤った構音（異常構音または代償構音）を学習してしまうことがある。一般的に鼻音化は子音より母音に強く，また母音では [i] [u] といった狭母音で生じやすい。

閉塞性鼻声 (閉鼻声)

　　閉塞性鼻声は，鼻腔共鳴を要する鼻音が非鼻音になる共鳴異常である。聴覚的印象としては，[n] [m] [b] [d] に近い歪み音として聴取される。聴覚的印象のみでは，開鼻声との鑑別が難しい場合もある。原因は，咽頭扁桃肥大（アデノイド）や鼻炎，咽頭から鼻腔，または鼻腔内での呼気の通過障害によるものである。

呼気鼻漏出

　　鼻咽腔閉鎖機能不全や口蓋瘻孔の影響で呼気の一部が鼻腔に漏れ出る状態をいう。この状態では，破裂性子音などで必要な口腔内圧が得られず，鼻音化，または弱音化した歪み音として聴取される。また，摩擦性子音の場合は，鼻雑音が聞かれることもある。いずれも構音点，構音操作の誤りはないため，鼻をつまんで構音させると正しく産生される。

■1 舌癌切除後の構音障害について空欄を埋めなさい。

● 手術による欠損が生じた（　①　）や範囲により，構音の様相は異なる。

● 一般的に構音障害の重症度は，（　②　）に比例する。

● 舌の部分切除では再建をしなくても構音障害は（　③　）であることが多い。

● 舌可動部の半側切除までは（　④　）皮弁など柔軟な皮弁を用いて再建されることが多く，舌（亜）全摘出以上では（　⑤　）皮弁などボリュームのある皮弁が用いられる。

● 舌の（　⑥　）型切除例は，側方型切除例よりも発話明瞭度が低下しやすい。

● 構音位置別明瞭度では，舌が口蓋に接触する（　⑦　）音や軟口蓋音の明瞭度が低下する。

● 構音方法別明瞭度では，摩擦音の明瞭度は比較的保たれるが（　⑧　）音，破擦音の明瞭度が低下する。

■2 中咽頭または顎切除例について空欄を埋めなさい。

● 軟口蓋あるいは中咽頭側壁の欠損に伴って（　⑨　）機能が障害され，（　⑩　）が生じる。

● 切除範囲が舌根に及ぶ症例では，舌後方部の運動が障害されるため（　⑪　）音の明瞭度が低下する。

● 上顎切除例では瘻孔から呼気が（　⑫　）に流出し，開鼻声を呈す。

● 上顎の構音位置である歯茎部や（　⑬　）が欠損するため歪み音が生じる。

● 下顎切除では（　⑭　）範囲の減少などに伴って歪みがみられる。

MEMO

▶舌癌症例の構音は，どの位置がどの程度欠損しているかにより，発話明瞭度が大きく異なる。また，残存舌の可動域や再建などによっても左右される。

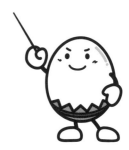

読み解くための Keyword

舌・口底切除に伴う構音への影響

　　舌・口底切除後は，舌・口底の組織欠損と運動機能の低下による歪み音が生じる。舌部分切除では再建をしなくても構音障害は軽度であることが多い。舌可動部半側切除までは前腕皮弁など柔軟な皮弁で再建すれば構音障害は軽度で，日常会話には特に支障がない場合が多い。舌・口底（亜）全摘出以上では，腹直筋皮弁などのボリュームのある皮弁で再建が行われる。舌の前方型切除例では再建舌が後下方へと後退し，適切な形態と可動性が得られず，側方型切除例よりも発話明瞭度が低下する。

　　構音位置別明瞭度では，舌が口蓋に接触する歯茎音や軟口蓋音の明瞭度が低下する。構音方法別明瞭度では，摩擦音の明瞭度は比較的保たれるが破裂音，破擦音の明瞭度が低下し，摩擦音に聴取される傾向がある[1]。

　　術直後は残存舌，皮弁ともに動きがよくないため，発話明瞭度は低下する。その後，徐々に舌運動は改善し，術後 6 か月から 1 年で明瞭度は安定する。

中咽頭切除に伴う構音への影響

　　軟口蓋あるいは中咽頭側壁の欠損に伴って鼻咽腔閉鎖不全が生じ，開鼻声と呼気鼻漏出による子音の歪みが生じる。構音障害の重症度は，軟口蓋，咽頭側壁の切除範囲に比例する。切除範囲が舌根に及ぶ症例では，舌後方部の運動が障害されるため，軟口蓋音が著しく低下する。軟口蓋（亜）全摘出以上では，再建後も十分な鼻咽腔閉鎖機能が得られず構音障害が残存する。

顎切除に伴う構音への影響

　　上顎切除では瘻孔（口腔－鼻腔瘻）から呼気が鼻腔へと流出し，十分な口腔内圧が得られず，開鼻声および呼気鼻漏出による子音の歪みが生じる。重度の場合は，[b] [m] に近く聴取される。同時に構音位置である歯茎部や硬口蓋が欠損するため歪み音が生じる。切除範囲が軟口蓋に及ぶ場合は，鼻咽腔閉鎖不全も合併するので構音障害は重度になる。

　　下顎切除では術後の下顎および顎運動の偏位，開口範囲の減少などに伴って歪みがみられる。一般的に構音障害は軽度であるが，切除範囲が舌・口底に及ぶ場合は重度になる。

■1 声門破裂音の特徴について空欄を埋めなさい。

- （ ① ）の代償構音としてみられやすい。
- 高い口腔内圧を要する破裂音の産生が困難であるため，代償的に（ ② ）で呼気をせき止める。
- 誤りが生じやすいのは，無声破裂音の（ ③ ）である。
- 聴覚的印象は，喉に力を入れて発声した（ ④ ）の母音に近い歪み音である。
- 声帯および仮声帯で構音が代償されるため，基本的に（ ⑤ ）や（ ⑥ ）の動きはみられない。
- 口唇や舌の動きがみられる場合は，弱い正常音に声門破裂音を伴う（ ⑦ ）が生じることもある。

■2 咽頭摩擦音の特徴について空欄を埋めなさい。

- （ ⑧ ）の代償構音としてみられやすい。
- 舌尖は挙上せず，（ ⑨ ）と（ ⑩ ）で狭めがつくられる。
- 咽頭摩擦音・破擦音が起こりやすい音は，（ ⑪ ）行や「チ」「ツ」などの無声摩擦音，破擦音である。
- 聴覚的印象は喉の奥に力を入れて（ ⑫ ）声を強く出したような独特の歪み音で，（ ⑬ ）行に近い音として聴取される。
- 口腔内を見ると，（ ⑭ ）の動きがみられず，舌全体が後方に引かれる。

■3 咽頭破裂音の特徴について空欄を埋めなさい。

- （ ⑮ ）の代償構音としてみられやすい。
- （ ⑯ ）音の産生に必要な口腔内圧が保てず，そのため（ ⑰ ）と咽頭後壁で閉鎖をつくり産生される。
- （ ⑱ ）行，（ ⑲ ）行の軟口蓋音が障害されやすい。
- 口腔内を見ると，（ ⑳ ）の挙上はみられず，舌全体が水平に後方移動するため，（ ㉑ ）が観察される。

異常構音	誤りが生じやすい音	構音操作	聴覚的印象
声門破裂音	無声破裂音 [p, t, k]	声帯と仮声帯を強く閉鎖し，声門で破裂音を産生する	母音を強く区切って発声した音（硬起声）に近い
咽頭摩擦音	歯茎摩擦音 [s, ɕ, ts, tɕ]	舌根と咽頭壁で狭めをつくり，摩擦音を産生する	喉の奥に力を入れた囁き声。ハ行に近い印象を受ける
咽頭破裂音	軟口蓋破裂音 [k, g]	舌根と咽頭壁で閉鎖をつくり，破裂音を産生する	[k, g]に近い音に聞こえるが，喉の奥で発したような歪み音

MEMO
▶一般的に有声子音よりも無声子音のほうが声門破裂音になりやすい。

HINT
▶喉に力を入れて声門を強く閉鎖し，力んだような声の出し方を「硬起声」という。

HINT
▶構音点（空気の流れを阻害する場所）が二つあるものを二重構音という。

読み解くための Keyword

異常構音

　通常の構音獲得過程ではみられない特異な構音操作による音の産生を異常構音という。自然に改善されることは少なく，誤りが固定化しやすいという特徴がある。「声門破裂音」「咽頭摩擦音」「咽頭破擦音」は声門部や咽頭部で産生される音であるが，これらは鼻咽腔閉鎖機能不全の代償として誤って獲得されることが多い。また，鼻咽腔閉鎖機能不全に直接関与しない特異な構音操作には，「口蓋化構音」「側音化構音」「鼻咽腔構音」などがある。

声門破裂音

　声門破裂音は，開鼻声とともに口蓋裂言語の特徴的な構音の誤りである。鼻咽腔閉鎖機能不全のため，破裂音産生時に必要な口腔内圧を高めることができず，それを補うため，声帯および仮声帯を強く閉鎖し，急激に開放することで産生される破裂音である。そのため，特に障害されやすい音は，口腔内圧を必要とする音であり，有声破裂音に比べ無声破裂音 [p, t, k] が障害されやすい。

　聴覚的印象は，喉に力を入れて発声した硬起声の母音に近い音であり，各音節ごとに途切れた軽い咳払いのように聴かれる。また，母音に似ているため子音の省略と間違われることが多い。視覚的には，典型例では正常な口唇や舌の動きが認められず，頸部に力が入っている様子がみられる。口唇や舌の動きがみられる場合は，弱い正常音に声門破裂音を伴う二重構音が生じることもある。

咽頭摩擦音

　咽頭摩擦音は，鼻咽腔閉鎖機能不全により歯茎摩擦音の産生時に必要な口腔内圧が得られないため，咽頭後壁と舌根部，または喉頭蓋周辺部で狭めをつくることにより発せられる異常な摩擦音である。摩擦性子音を代償するかたちで獲得されるため，[s, ɕ, ts, tɕ] などの無声摩擦音，破擦音が特に障害されやすい。

　聴覚的印象は構音位置が後退するため，喉の奥に力を入れて囁き声を出したような [h] 音に近い歪み音として聴取される。視覚的には，歯茎摩擦音産生時に必要な舌尖の動きがみられず，舌全体が後方に引かれる。頭部X線規格写真や鼻咽腔ファイバースコープでは，咽頭後壁と舌根部で狭めをつくる様子が確認できる。

咽頭破裂音

　咽頭破裂音は，鼻咽腔閉鎖機能不全により軟口蓋破裂音の産生に必要な口腔内圧が保てず，そのため舌根部と咽頭後壁で閉鎖をつくることにより産生される異常な破裂音である。軟口蓋破裂音を代償するかたちで獲得されるため，[k, g] の軟口蓋音が障害されやすい。

　聴覚的印象は [k, g] を喉に力を入れて発したような歪み音として聴取される。視覚的には開口させて [ka:] と言わせると，通常は舌背が挙上し軟口蓋と接するため口蓋垂は見えないが，咽頭破裂音の場合，舌背の挙上はみられず，舌全体が水平に後方移動し咽頭後壁と接するため，口蓋垂が観察される。

■口蓋化構音の特徴について空欄を埋めなさい。

- （　①　）音の構音位置が後方に移動し，硬口蓋や（　②　）でつくられる歪み音である。
- 音の産生時，（　③　）の使用はみられず，舌背の中央部が挙上する。
- 舌全体が（　④　）して棒状になりやすく，力のコントロールが難しい。
- 口蓋形態が不良な（　⑤　）児にみられることが多い構音障害である。
- （　⑥　）構音障害のなかでは，最も高頻度にみられる異常構音である。

②側音化構音の特徴について空欄を埋めなさい。

- 舌と口蓋の接触により，本来口腔の（　⑦　）から放出されるべき呼気が（　⑧　）から放出される。
- （　⑨　）を使わず，舌背が口蓋に接し，舌に（　⑩　）がみられる。
- 産生時に左右どちらかに（　⑪　）を引くような偏位がみられることがある。
- 摩擦音，破擦音，破裂音の後続母音が（　⑫　）の場合に起こりやすい。
- （　⑬　）は器質性構音障害では少なく，機能性構音障害で頻度が高い異常構音である。

③鼻咽腔構音の特徴について空欄を埋めなさい。

- 舌が口蓋に接して口腔を閉鎖し，呼気を（　⑭　）から流出させる。
- 後続母音が（　⑮　）や（　⑯　）の際に誤りが生じやすい。
- 母音は鼻音化し，聴覚的印象は（　⑰　）に近い歪み音として聴取される。
- （　⑱　）機能に問題はなく，先天的な鼻咽腔閉鎖機能不全との鑑別が必要である。

異常構音	誤りが生じやすい音	構音操作	聴覚的印象
口蓋化構音	[t, d, n, s, dz, ɾ, ɕ, dʑ, tɕ] などの歯茎音	歯茎音の構音位置が後方化し，硬口蓋や軟口蓋で産生される	[t, d] が[k, g] に，[s, ɕ] が [ç] に近い歪み音に聞こえる
側音化構音	[s, tɕ, ts, dz, k, g] などのイ列音，拗音	舌の位置が左右いずれかに寄るか，正中部が口蓋に接するため，呼気が側方から流出する	[tɕi] が [kj] に，[ɕi] が [çi] に，[dʑi, ɾi, ni] が [gi] に近い歪み音に聞こえる
鼻咽腔構音	母音 [i] [u] [s, dz, ɕ] などのイ列音，ウ列音	舌と口蓋で口腔を閉鎖し，呼気を鼻腔から流出させる	[N] に近い歪み音に聞こえる

MEMO

▶歯茎音の構音位置が硬口蓋に広く接する場合を「口蓋化」，さらに後方の軟口蓋に移動する場合を「後方化」とタイプを区別して理解することもある。

MEMO

▶側音化構音と同様に，鼻咽腔構音に関してもその発生機序について明らかにはされていない。

読み解くための Keyword

□蓋化構音

　□蓋化構音とは，歯・歯茎で産生される [t, d, n, s, dz, ɾ, ɕ, dʑ, tɕ] などの構音点が□蓋後方に後退する特異な構音操作である。聴覚的には，歯茎破裂音 [t, d] が軟□蓋破裂音 [k, g] に近い音に，歯茎摩擦音 [s, ɕ] が硬□蓋摩擦音 [ç] に近い音に，歯茎硬□蓋破擦音 [tɕ] は硬□蓋化した軟□蓋破裂音 [kj] に近い音に聴取される。

　視覚的に観察すると，舌尖の動きがみられず，舌背と□蓋で音を産生していることがわかる。また舌に過度の緊張がみられ，棒状になりやすく，舌の力を抜くようなコントロールが難しいことが多い。

　□蓋化構音の要因として，□蓋形態の異常が指摘されており，歯列や□蓋形態の狭窄，反対咬合，□蓋前方部の深度の浅さや□蓋瘻孔の残存などが一因として考えられている[1]。また，器質性構音障害のなかでは最も高頻度でみられる異常構音であり，□蓋裂にみられる構音障害としても□蓋化構音が最も多い。

側音化構音

　側音化構音とは，舌が□蓋に広く接し，本来正中から放出されるべき呼気が□蓋側方から放出される特異な構音操作である。呼気の放出方向は，両側の場合もあるが，舌や下顎，□角を側方に偏位させるため，左右どちらかの片側から放出されることが多い。

　また，舌運動に関しても舌尖を使わず，舌背が□蓋に接し，舌の形状が円柱状に過緊張状態になっている。

　障害されやすい音は，[s, tɕ, ts, dz, k, g] と多様であるが，後続母音が [i] 列と [e] 列にみられやすいという特徴がある。聴覚的印象は [tɕi] が [kj] に，[ɕi] が [çi] に，[dʑi, ɾi, ni] が [gi] に近い歪み音として聴取される。

　側音化構音の要因は特定されておらず，機能性構音障害において最も高頻度にみられる異常構音である。ただし，□蓋裂例のなかには□蓋化構音と側音化構音を重複しているケースもあり，歯列不正や交叉咬合など咬合異常が構音に関連する場合もある。

鼻咽腔構音

　鼻咽腔構音とは，舌が□蓋に接して□腔を閉鎖し，呼気を鼻腔から流出させる特異な構音操作である。高舌母音 [i] や [u] に多く出現し，母音の場合は鼻音に置換され，破裂音や摩擦音産生時は鼻咽腔部分で閉鎖や狭めが生じる。

　障害されやすい音は，[s, dz, ɕ] などで特に後続母音が [i] や [u] でみられやすい。聴覚的印象は [N] に近い歪み音として聴取され，鼻の奥で産生されているような印象を受ける。

　鼻咽腔構音が出現すると呼気の鼻漏出を認めるが，これは鼻咽腔閉鎖機能不全によって生じているわけではない。鼻咽腔閉鎖機能不全であれば，すべての音が鼻音化した歪み音になるが，鼻咽腔構音は特定の音に限って起こる。たとえば，サ行の場合 [ɕi] または [su] で呼気鼻漏出がみられ，その他の [sa, se, so] では正常な構音操作が可能で鼻漏出はみられない。

■1 口唇・口蓋の異常について空欄を埋めなさい。

- （　①　）とは，口唇に裂があるものをいう。
- （　②　）とは，歯茎（歯槽）に裂があるものをいう。
- （　③　）とは，上顎（口蓋）に裂があるものをいう。

■2 口蓋裂の分類について空欄を埋めなさい。

- （　④　）

  切歯孔より後方の硬口蓋と軟口蓋にみられる裂をいう。二次口蓋（口蓋系）の異常であるため，（　⑤　）はみられない。

- （　⑥　）

  一次口蓋と二次口蓋の異常，つまり口唇から歯槽，硬口蓋，軟口蓋に連続してみられる。

- （　⑦　）

  口腔内視診では明らかな披裂部が確認できないものの，粘膜下に軟口蓋の筋層断裂がみられるものをいう。特に Calnan の 3 徴候とよばれる（　⑧　），（　⑨　），（　⑩　）を認める。

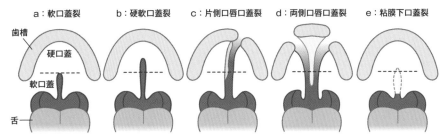

- **口蓋裂の分類**

  ---が硬口蓋と軟口蓋の境界。

MEMO

▶口唇裂，口蓋裂の分類を理解するためには，発生過程の違い（口唇系と口蓋系の組織が切歯孔を境に別々に発生すること）を正しく理解しておく必要がある。

読み解くための Keyword

裂型による分類

　□唇裂，□蓋裂の分類法には，いくつかの分類があり統一はされていない。代表的なものに Kernahan と Stark による分類（1958）があり，切歯孔を境にして別々に発生する一次□蓋（□唇系）と二次□蓋（□蓋系）の異常を発生学的観点に基づいて分類したものである[1]。国際形成外科学会などは，この分類に一部改変を加え準拠している。わが国の□蓋裂臨床では，□唇（顎）裂，□唇□蓋裂，□蓋裂に大別され，さらに□蓋裂は裂の範囲によって軟□蓋裂，硬軟□蓋裂，片側□唇□蓋裂，両側□唇□蓋裂，粘膜下□蓋裂などに分類される（※本書は日本□蓋裂学会の分類に基づいて記している）。

軟□蓋裂

　軟□蓋のみに裂があるもの。□蓋骨後端の欠損を伴うことが多い。

硬軟□蓋裂

　切歯孔後方の硬□蓋と軟□蓋に裂があるもの。

片側□唇□蓋裂

　□唇，歯槽，硬□蓋，軟□蓋に連続して裂があるもの。□唇から歯槽，硬□蓋までの前方は左右どちらかの片側に裂があり，切歯孔より後方は正中に裂がある。

両側□唇□蓋裂

　片側□唇□蓋裂と同様，□唇から軟□蓋まで連続した裂があり，□唇から歯槽，硬□蓋までの前方に両側の裂がある。

粘膜下□蓋裂

　外見では明らかな披裂部を認めないものの，硬□蓋後端の V 字型骨欠損，軟□蓋における筋肉の離断と走行異常，□蓋垂裂が認められ，この 3 つの特徴が Calnan の 3 徴候とよばれる。特に軟□蓋の挙上運動が障害されるため，開鼻声などの言語症状から発見されることが多い。

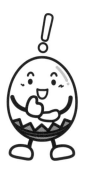

■1 口唇口蓋裂の発生について空欄を埋めなさい。

- 口唇裂・口蓋裂の発生は，遺伝的要因と（　①　）要因の相互作用による多因子遺伝モデルによって説明されている。
- 口唇裂は胎生 4～7 週頃に形成される一次口蓋の異常であり，その原因として（　②　）説と（　③　）説がある。
- 口蓋裂は胎生（　④　）週頃に形成される二次口蓋の異常である。

■2 口唇口蓋裂の疫学について空欄を埋めなさい。

- 人種間において発生率に差があり，比較的（　⑤　）人に多く，（　⑥　）人は少ない。
- 日本人においては，およそ（　⑦　）人に 1 人の割合で発生する。
- 裂型による分類では，口唇裂，口蓋裂に比べ，（　⑧　）が最も多い。
- 性差に関して，口唇口蓋裂は（　⑨　）に多く，口蓋裂のみは（　⑩　）に多い。
- 左右差に関して，（　⑪　）に多い。

■3 口唇口蓋裂に伴う問題について空欄を埋めなさい。

- 鼻咽腔閉鎖機能に問題がある場合，吸啜^{きゅうてつ}運動が非常に弱く，（　⑫　）を呈する。
- 口蓋裂に伴う耳鼻科疾患として，（　⑬　）の発現率が最も高い。
- 片側口唇口蓋裂では（　⑭　）を高率に伴う。
- 口蓋裂による上顎の発育不全により（　⑮　）や（　⑯　）など，歯列不正を呈することがある。
- 口唇口蓋裂に合併する先天異常としては，（　⑰　）が最も多い。
- 口蓋裂治療は長期にわたるため，本人だけでなく家族にも大きな（　⑱　）負担が生じる。

🔍HINT

▶口蓋裂に伴う口蓋帆挙筋の先天的な低形成や筋力不足などにより，耳管機能が障害され，滲出性中耳炎をきたすことが多い。これを放置すると難聴になり，言葉の発達に悪影響を及ぼす。

読み解くための Keyword

□唇裂の発生

　□唇裂は胎生 4～7 週頃に形成される□唇系組織の形成に異常が生じたものとされており，その原因として組織癒合不全説と中胚葉塊欠損説がある。前者は内側鼻突起，外側鼻突起，両上顎突起の癒合過程に異常があり，癒合されないままの状態で出生に至るというものである。後者は，上□唇を形成する中央，左右の 3 か所の中胚葉塊が欠損または不足するため，その位置に披裂を生じるという説である。

□蓋裂の発生

　□蓋裂は胎生 7～12 週頃に形成される□蓋系の形成に異常が生じたために起こるもので，両□蓋棚と中間顎ならびに鼻中隔の癒合不全により生じるとされている。

□唇□蓋裂の疫学

　□唇□蓋裂の発生頻度は，一般に日本人新生児の 500～600 人に 1 人といわれている。白色人種では 800 人に 1 人，黒色人種では 1,500～2,000 人に 1 人と報告されており，わが国の発生率は比較的高い。

　裂型別の発生頻度は，□唇裂 20～30%，□蓋裂 20% 前後，□唇□蓋裂が 40～50% とされる。性差に関しては，□唇□蓋裂は男性に多く，□蓋裂のみは女性に多い傾向がある。□唇裂のみは男女間に有意差はない。□唇裂，□唇□蓋裂ともに片側性が多く，全体の 70～80% を占めている。片側性では裂型にかかわらず左側に多い。

哺乳障害

　□蓋裂の場合，鼻咽腔閉鎖機能の問題により吸啜運動が非常に弱く，また，□蓋の披裂部に乳首がはまり込み，上手く乳首を圧迫できず哺乳が障害されることがある。

滲出性中耳炎

　□蓋裂では滲出性中耳炎の発現率が高く，乳幼児期では 40～80% とされ，特に□蓋裂手術の直後に発現しやすいと報告されている。何らかの原因で耳管が狭窄を起こすと，中耳腔の空気は粘膜に吸収されて陰圧となり，鼓膜が内陥して滲出液が鼓室内に貯留する。これにより，軽度から中等度の聴力損失（難聴）を伴うことがある。

鼻中隔湾曲症

　片側□唇□蓋裂では鼻中隔湾曲症を高率に伴う。一般に鼻腔前部では非裂側に，鼻腔後部では裂側に偏位している。また，下鼻甲介肥大や副鼻腔炎の頻度も高く，これらが中耳疾患の原因の 1 つになっている。

歯列不正

　□蓋裂による上顎の発育不全により反対咬合や叢生などの歯列不正を呈することがある。また，歯の異常として，先天性欠如歯，過剰歯，埋没歯などがあり，これらが咬合の問題になる。

25

■1無舌症・小舌症について空欄を埋めなさい。

- 無舌症，小舌症は極めてまれな（　①　）である。
- 著しい歯列弓の狭窄や（　②　）がみられる。
- 舌機能が損なわれることにより，哺乳障害，（　③　），構音障害を呈す。
- 音響学的な特徴として，母音フォルマントのうち（　④　）が総じて高くなる。

■2巨舌症について空欄を埋めなさい。

- 先天的なものとリンパ管腫など（　⑤　）により肥大化したものに大別される。
- 高度の巨舌は，（　⑥　）による窒息や呼吸障害などを呈する。
- 口腔内所見では，巨舌に伴う歯列不正や（　⑦　）がみられやすい。
- 構音では歯音，歯茎音が障害されやすく，（　⑧　）化がみられやすい。
- 臍帯ヘルニア，巨舌，巨体を三主徴とする常染色体劣性遺伝病として（　⑨　）症候群が知られている。

■3舌小帯短縮症について空欄を埋めなさい。

- 通常，新生児の舌小帯は太く短く，舌の（　⑩　）についている。
- 舌小帯は成長とともに長く引き伸ばされ，しだいに舌の中ほどへと（　⑪　）していく。
- （　⑫　）の可動域が障害されることで，哺乳障害や構音障害を呈することがある。
- 構音への影響は，（　⑬　）が最も障害されやすい。
- 口腔機能への影響がない場合は，必ずしも（　⑭　）の対象にはならない。

🔦HINT

▶母音の音色は，フォルマント周波数で特徴づけられる。F1 は開口度と対応し，F2 は舌の前後の位置と対応している。

📝MEMO

▶現在，「劣性」という言葉を用いず，「潜性」と表現されることもある。

📝MEMO

▶舌小帯とは，口腔内の舌下面中央部と下顎歯肉中央部間にある薄い粘膜ヒダをいう。

読み解くための **Keyword**

無舌症・小舌症

　　無舌症，小舌症は極めてまれな先天異常であり，わが国では十数例しか報告がない。これらの報告によると，口唇・頬筋・舌の力のバランスが崩れ，著しい歯列弓の狭窄や叢生がみられる。また，言語障害や哺乳・嚥下障害を呈する。特に構音への影響に関して，磯野ら，住友らなど，いくつかの報告で共通する点は，無舌の場合でも口腔底の膨隆や下唇による代償により，ある程度の構音産生は可能であり，音響学的な特徴として，無舌により口腔底から口蓋までの距離が広がるため，母音のフォルマント F 1 は総じて高く，F 2 は下顎の前後運動によって代償されることがある[1, 2]。

巨舌症

　　何らかの原因により，舌の一部，あるいは全体が肥大化したものを巨舌症という。生まれつきのものとリンパ管腫や血管腫などの腫瘍により大きくなったものに大別される。高度の巨舌は，舌根沈下による窒息や呼吸障害，哺乳障害，摂食障害，言語障害などの原因となる。また，口腔内所見では巨舌に伴う歯列不正や開咬がみられやすい。治療は，基本的に舌部分切除による舌縮小術が一般的である。構音への影響に関して，松田らの報告によると，歯音，歯茎音が障害されやすく，歯間音化がみられやすい。口唇音や軟口蓋音は比較的影響を受けにくいとされている[3]。

ベックウィズ-ヴィーデマン症候群

　　巨舌を伴う先天奇形症候群である。この症候群は，臍帯ヘルニア，巨舌，巨体を三主徴とする常染色体劣性遺伝病であり，原因遺伝子座は 11 番染色体短腕 15.5 領域 (11 p 15.5) であることがわかっている。

舌小帯短縮症

　　舌小帯は舌と口腔底をつなぐ薄い膜で，通常，新生児では太く短く，舌の先端についている。その後，成長とともに長く引き伸ばされ，しだいに舌の中ほどへと後退していく。何らかの理由により，小帯が短く付着位置が後退しない場合，前舌の運動可動域が障害される。運動障害により哺乳や構音 (特に，弾き音 [r]) に問題がみられる場合は，外科的治療の対象となる。しかし，軽度の運動障害があったとしても，口腔機能に影響がみられない場合は必ずしも外科的治療の対象にはならない。

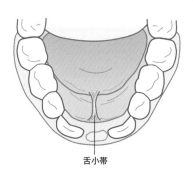

舌小帯

くびれ

舌小帯が短く舌尖部で付着している。　　舌の前突時にハート型のくびれがみられる。

● **舌小帯短縮症**

■1 口腔癌について空欄を埋めなさい。

- 口腔癌とは，舌や歯肉，唾液腺などにできる腫瘍のうち（　①　）のものをいう。
- 口腔癌患者の男女比は 3：2 で（　②　）に多い。
- 年齢では（　③　）歳代に最も多い。
- 口腔癌の最も発生頻度が高い部位は（　④　）である。
- 口腔に発生する癌のうち，およそ 90％は口腔粘膜にできる（　⑤　）である。

■2 舌癌について空欄を埋めなさい。

- 舌癌の好発部位は（　⑥　）部である。
- 歯列不正や（　⑦　）など，持続的な舌組織への刺激が発癌に関与する。
- 一般的な症状は，病変部位の腫れ，潰瘍，（　⑧　）である。
- 外科手術や放射線治療の後に（　⑨　）や（　⑩　）を呈する。
- 手術により広範囲の舌の欠損が生じると，会話時の（　⑪　）は著しく低下する。
- 切除範囲が大きい場合には，（　⑫　）や前腕から遊離皮弁が作られる。

MEMO

▶舌再建に用いられる皮弁は，舌の切除範囲によって異なる。欠損部位を十分に補完できる皮膚・皮下脂肪・筋肉の量，また安定した血流等を考慮して採取部位が決定される。

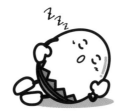

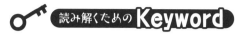

読み解くための Keyword

口腔癌

　　口腔癌とは，舌，歯肉，頬粘膜，口蓋，口腔底，口唇など，口腔を構成する部位に発生する癌の総称である。発生頻度は全癌の約 4％を占め，性別頻度では 3：2 で男性に多い。年代別にみると 60 代が最も多く，他の癌と異なり比較的若年層の発生率が高いことも口腔癌の特徴といえる。

　　口腔癌のうち，最も発生頻度が高いのは舌癌である。全体の約半数を占め，次に歯肉，口腔底，頬粘膜の順に多い。組織学的には口腔粘膜にできる扁平上皮癌が圧倒的に多く，次いで唾液腺に生じる腺様嚢胞癌などの上皮性癌が占める。原因としては，喫煙，飲酒，う蝕歯，不適合義歯，口腔の不衛生などが指摘されている。

舌癌

　　歯列不正や不適合義歯など，持続的な舌組織への刺激が発癌に関係していることが指摘されており，舌癌の好発部位は舌縁部である。一般的な症状は病変部位の腫れ，潰瘍，痛みである。また，硬いしこりを形成することもある。

　　治療は，組織型や進行度，そして患者の全身状態によって異なるが，外科的切除，化学療法，放射線治療が治療の主体で，それらを組み合わせた治療も行われている。最近では，腫瘍の栄養血管（動脈）に抗悪性腫瘍薬（抗がん剤）を直接流す超選択的化学療法も行われ，以前より治療成績が向上している。

　　構音および発話明瞭度への影響は，切除部位・範囲，残存する舌のボリューム，再建手術の方法などにより大きく異なる。

遊離腹直筋皮弁

　　腹直筋は前腹部にある，いわゆる腹筋の 1 つで，筋肉を栄養する血管が同時に腹部の皮膚も栄養しているため，腹直筋の一部と腹部の皮膚・皮下組織を同時に採取して移植する。腹直筋皮弁は，頭頸部再建に用いられる皮弁のなかでも，採取できる皮膚・皮下脂肪・筋肉の量が比較的大きいという利点がある。したがって，舌癌の手術では舌全摘や亜全摘といった切除される量が多いときに，この皮弁が用いられる。

遊離前腕皮弁

　　腕は肘を境に肩に近いほうを上腕，手に近いほうを前腕という。前腕には，親指側を流れる橈骨動脈と小指側を流れる尺骨動脈という 2 本の太い血管が存在する。前腕皮弁では，この 2 本のうち親指側を流れる橈骨動脈と静脈，またそれによって栄養される皮膚を採取して用いる。前腕皮弁は，薄い皮膚を採取するため細工がしやすく，また皮膚への血流も安定しているため，頭頸部の再建では，舌半側切除や咽頭の部分切除例などに多く用いられる。

■ 歯列不正について空欄を埋めなさい。

- 上顎の歯列が内側に，下顎の歯列が外側にくる咬合の状態を（　①　）という。
- 上下顎の前歯が噛み合わず，常に隙間がある状態を（　②　）という。
- 上下の前歯の切端が，前後のずれなく噛み合った状態を（　③　）という。
- 噛み合わせたときに前歯が深く重なり，下顎の前歯がほとんど見えない状態を（　④　）という。
- 顎の大きさに比べて歯が大きいため，歯が重なって萌出（ほうしゅつ）した状態を（　⑤　）という。

■ 口腔習癖について空欄を埋めなさい。

- いわゆる "指しゃぶり" が習慣化したものを（　⑥　）癖（へき）といい，上下歯列が咬み合わない開咬の原因になる。
- 舌癖には，舌を前方に突き出す（　⑦　）癖，嚥下時に舌や口唇等の異常な動きがみられる（　⑧　）癖，舌を軽く咬んだり歯に押しつけたりして遊ぶ（　⑨　）癖などがある。
- 習慣化した爪噛みを（　⑩　）癖といい，歯列や構音の産生に悪影響を及ぼすことがある。
- いつも同じ側だけで噛む（　⑪　）は，顎偏位や顔面非対称性につながる。
- 蓄膿症やアデノイドといった長期にわたる鼻腔疾患は，（　⑫　）の原因になる。
- うつぶせ寝や頬杖といった（　⑬　）癖も歯列の変形や顎偏位，顔面非対称などの原因になる。

■ 顎の異常について空欄を埋めなさい。

- 下顎前突は一般的に反対咬合と呼ばれ，（　⑭　）音の生成が障害されやすい。
- 顎が左右どちらかにずれて，正中で噛みあわない状態を（　⑮　）という。
- ピエール・ロバン症候群やトリーチャー・コリンズ症候群では，先天的な（　⑯　）を伴う。

MEMO

▶習慣化した口腔習癖は，歯列・咬合の異常や構音の誤りと関連性があるため，確認しておく必要がある。

読み解くための **Keyword**

歯列不正

　歯列不正とは，広義には上下の歯の位置がずれている状態を指し，これに伴って噛み合わせの問題が生じる。歯列不正は，大きく顎の骨に起因した骨格性の不正咬合と，歯に起因した不正咬合に分けられる。遺伝のほか，虫歯や歯周病，習癖などの後天的な要因によって歯列不正を起こすケースもある。代表的なものとして，叢生や反対咬合，開咬などがある。

反対咬合

　上顎の歯が内側に，下顎の歯が外側にくる咬合の異常（下顎前突）をいう。下顎が前方に位置するため，歯茎摩擦音などが障害されやすい。

切端咬合

　上下の前歯の切端がかみ合った状態。乳歯自体がやわらかいため，切端咬合により乳歯に咬耗がみられることがある。

口腔習癖

　日常生活のなかで無意識に行う口腔に関連した習慣的行動を口腔習癖という。乳児期にみられる指しゃぶりなどは生理的なものであるが，幼児期以降も続く吸指癖，舌癖（舌突出，異常嚥下，弄舌），咬爪癖などは，歯列や構音に悪影響を及ぼすことがある。

舌突出癖

　無意識に上下の歯の間に舌を押し出そうとする癖である。舌が歯を前方へ押す力により，上顎前歯を前方へ移動させ，上顎前突や開咬，構音障害の原因になる。

噛み癖

　習慣的に爪をかむ咬爪癖や食事のときにいつも同じ側の歯で噛んでいる偏咀嚼などがある。負荷がかかるほうの歯は咬耗し，使われないほうの歯はう蝕や歯周病のリスクが高まる。また，習慣化された運動により，顎偏位や顔面非対称性を呈することがある。

口呼吸

　一般的に，蓄膿，鼻炎，アデノイド（扁桃肥大）のような鼻呼吸を困難にする鼻咽腔疾患があり，長時間口で呼吸をする状態をいう。口が常に開いているため，舌が低い位置になり，上顎（または前歯）への適切な舌圧がかからず，上顎歯列の狭窄や開咬などの原因になることがある。

■□唇□蓋裂を高頻度に伴う代表的な疾患について空欄を埋めなさい。

- （　①　）症候群

  近年では Robin sequence とよばれ，小下顎，舌根沈下，気道閉塞（閉塞性呼吸障害）を 3 主徴とする複合疾患である。

- （　②　）症候群

  小下顎，頬骨欠如，眼瞼裂斜下（垂れ下がった目）など，顎顔面形態の不調和が特徴的な常染色体優性遺伝病である。そのほかに外耳道閉鎖や伝音性難聴をしばしば認める。

- （　③　）症候群

  ダウン症と同じ機序で，13 番染色体に過剰が生じた染色体異常である。小頭症，小眼球，心奇形，多指趾症などを伴う。

- （　④　）症候群

  22 番染色体長腕の欠失による染色体異常である。主要な症状である心血管異常（Cardiac defects），特有の顔貌（Abnormal facies），胸腺低形成（Thymic hypoplasia），口蓋裂（Cleft palate），低カルシウム血症（Hypocalcemia）の 5 つの頭文字をとって CATCH 22 症候群とよばれることもある。

- 胎児性（　⑤　）症候群

  妊娠中の母親のアルコール飲用により，生下時より発育障害，特異顔貌，精神遅滞をきたし，しばしば□唇裂，□蓋裂を呈する。

- 胎児性（　⑥　）症候群

  妊娠中に母親が抗てんかん薬のジフェニルヒダントイン（日本名：フェニトイン）を内服していた場合に生じる薬剤性の奇形症候群である。□唇裂・□蓋裂のほか，発育障害や精神遅滞などを呈する。

MEMO

▶□唇□蓋裂が先天的な奇形症候群や染色体異常の一症状としてみられる場合は，他の奇形の存在や感覚器の問題など，全体的な視点で発達を理解する必要がある。

MEMO

▶現在，「優性・劣性」という言葉の変わりに，「顕性・潜性」という表現が用いられることもある。

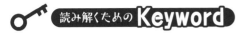

読み解くための Keyword

口唇口蓋裂を伴う先天異常

　一般的に口唇口蓋裂の大部分は，ほかに重篤な合併症を伴わない。しかし，トリーチャー・コリンズ症候群，22 q 11.2 欠失症候群といった奇形症候群や染色体異常の部分的な一症状としてみられる場合は，さまざまな合併症を伴う。また，奇形や合併症を伴わない場合は多因子遺伝によるものと考えられており，遺伝的要因だけでなく種々の環境要因が関与する。なかでも，妊娠中のアルコール摂取や喫煙，ステロイド（抗炎症・免疫抑制薬），フェニトイン（抗てんかん薬）といった薬剤，風疹などウイルス感染，ダイオキシンといった環境因子が口唇口蓋裂の発生に関与すると報告されている。

　ここで取り上げた代表的な疾患は一例であり，そのほかにも口唇口蓋裂を伴う先天異常は少なくない。

小下顎症

　上顎，あるいは下顎の大きさ，形や位置などの異常によって，顔面が変形し，噛み合わせが悪い状態を顎変形症という。小下顎症はその 1 つであり，下顎の成長が悪く，上顎に対して下顎が後退した状態になる。ピエール・ロバン症候群やトリーチャー・コリンズ症候群などは両側性の小下顎症であるが，第一第二鰓弓症候群などではおもに片側のみ小下顎症をきたす。両側性の場合は，横顔が鳥のような顔つき（鳥貌様顔貌）に見え，舌の根元が喉の奥に落ち込んで気道が狭くなり，いびきや睡眠時無呼吸を呈することもある。

Robin sequence （ロバン）

　小顎症，舌根沈下，気道閉塞を主徴とする疾患の総称であり，65〜90％に口蓋裂を合併する。sequence には「連続」「一続きの」という意味があり，一次的発生異常である小下顎症により他の症状が連鎖的に惹起されるため，このような名称（疾患概念）が定着してきている。ピエール・ロバン症候群のほか，Robin sequence に分類される症候群には，トリーチャー・コリンズ症候群，スティックラー症候群，22 q 11.2 欠失症候群などがある。

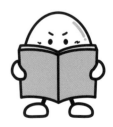

解答　①ピエール・ロバン，②トリーチャー・コリンズ，③スティックラー，④22q11.2欠失，⑤アルコール，⑥ダイオキシン

MEMO

第 **3** 章

器質性構音障害の臨床

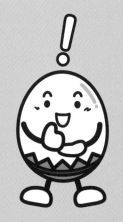

この章では，器質性構音障害に関する言語聴覚臨床について学んでいきます。前章では口唇口蓋裂や口腔腫瘍をはじめ，多くの口腔疾患を取り上げましたが，どの疾患も言語聴覚士が単独で治療にあたることはありません。臨床では多職種協働によるチームアプローチが求められ，チームを構成する専門職にはそれぞれ果たすべき役割と責任があります。

この領域における言語聴覚士の役割とは，まず音声言語の正確な評価です。器質的疾患が発話にどのような影響を及ぼしているのかを正確に見極めることで，その後の治療方針が決められることになります。そして，2つ目は音声言語の治療者としての役割です。この領域では，医学的治療や補綴治療と並行して言語訓練を行っていくことになります。したがって，構音障害の訓練技術を身につけることはもちろんですが，さまざまな治療方法や補綴装置の特徴についても理解を深め，さらに対象者の心理的特性についても理解しておく必要があるでしょう。

1 情報収集について空欄を埋めなさい。

- 器質性構音障害に関連する要因について，（ ① ）または家族，関係諸機関から情報を集める。
- 患者本人が抱える問題とその（ ② ）が抱える問題は決して同じものではない。
- 口唇口蓋裂児の場合，これまでの成育歴や発達歴に加え，（ ③ ）や言語相談・指導歴について確認する。
- 外科的治療がなされる場合，（ ④ ）と術後の評価が必須である。
- 言語面に関して評価した内容は，（ ⑤ ）で共有し，治療方針や治療スケジュールを決定する。
- 構音や言語面に関する問題だけでなく，口蓋裂児では（ ⑥ ）の問題や舌切除例では（ ⑦ ）機能の問題を確認する。

2 構音に関連する他の要因について空欄を埋めなさい。

- 音の知覚・弁別能力や（ ⑧ ）といった音の入力過程に問題がないか確認する。
- 口蓋裂児は特に（ ⑨ ）の罹患率が高いので注意する。
- 小児の場合，構音以外の（ ⑩ ）発達についても評価が必要である。
- 先天異常の場合，（ ⑪ ）発達など知的側面に関する評価も必要である。
- 歯列と（ ⑫ ）の異常は，特に構音への影響が大きいので十分な観察が必要である。
- 口唇口蓋裂や他の頭部奇形は，さまざまな（ ⑬ ）の部分的な症状としてみられることがある。
- 当事者が抱える（ ⑭ ）側面に関する理解と配慮が必要である。
- 複数の問題が併存する場合，治療の（ ⑮ ）を決めて対処する。

📝 **MEMO**

▶特に口唇口蓋裂の治療は長きにわたることが多い。そのため，最初にこれまでの治療経過を時系列にまとめたうえで，現在の問題を理解するとよい。

読み解くための Keyword

情報収集

　　器質性構音障害に関連する要因について，当事者または家族，関係諸機関から情報を集める。発声発語器官に何らかの器質的な問題を認める場合，摂食・嚥下機能にも問題を呈することが多い。たとえば，口唇口蓋裂の場合，哺乳の問題や食物が瘻孔を通り鼻腔に流出するなどの問題を認めることがある。また，滲出性中耳炎の罹患率が高く聴力の問題を併存していたり，言語発達の遅れや母子関係の確立に支障をきたしていることもある。したがって，構音障害だけでなく，これらの問題を包括的に捉え，治療・支援の優先度を決めていく必要がある。

耳鼻科疾患

　　口蓋裂では口蓋帆張筋など軟口蓋の筋肉の走行異常があるため，中耳腔の気圧調整を行う耳管機能が障害される。そのため，口蓋裂児の滲出性中耳炎罹患率は 60〜80％と高い。特に，小児例では耳の違和感を訴えないこともあり，聴力の問題が言語発達や構音発達を阻害していることがある。

歯科的問題

　　口唇口蓋裂を伴ううう蝕罹患に関する研究は，乳歯と永久歯のいずれにおいても口唇口蓋裂を有する者が健常者に比べ，罹患率が高いことを報告している。また，歯列と咬合の異常も構音への影響が大きい。特に口唇口蓋裂では，上顎の成長が抑制されることによる反対咬合が高頻度でみられる。

摂食・嚥下機能の問題

　　口唇裂の場合，適度な口唇閉鎖と口腔内陰圧形成の問題により哺乳障害が生じる。また，舌癌切除例では，構音の問題は感じていないが，舌の送り込み障害による食べにくさを主訴として訴えるケースがある。こうした摂食・嚥下機能に関する情報も構音障害を理解するうえでは有効な手がかりとなる。

合併症

　　口唇口蓋裂や他の頭部奇形は，さまざまな先天異常の部分的な症状としてみられることがある。したがって，常に背景疾患に伴った他の奇形の存在や発達遅滞などの可能性を念頭においておかなければならない。

心理・社会的問題

　　心理・社会的問題に関しては，患者本人が抱える問題とその家族が抱える問題は決して同じものではない。治療者は両者の思いに寄り添いながら，常に中立的な立場でいなければならない。たとえば，舌切除患者の抱える不安には，癌の再発や転移など生命予後に対する不安，構音障害や嚥下障害によるもどかしさ，職場復帰，家庭復帰への不安などさまざまなものがあり，これらの不安は障害の受容段階や周囲の理解によって一人ひとり異なるものである。われわれが治療にあたる際は，このような心理的側面に常に気を配りながら，少しでも理解しようと努めなければならない。

■1 発声発語器官の評価について空欄を埋めなさい。

- 小児例で挺舌が困難，または不十分な場合，必ず（ ① ）を確認する必要がある。
- 口蓋裂の既往がある場合，硬口蓋の（ ② ）の有無を確認する。
- 口蓋垂裂，硬口蓋後端のＶ字骨欠損，軟口蓋正中部の透過性を認めた場合，（ ③ ）を疑う。
- 視診による鼻咽腔閉鎖機能の評価としては，軟口蓋の（ ④ ）と（ ⑤ ），咽頭側壁の動きを観察する。
- 小児の場合，口腔運動機能の発達を評価するため，（ ⑥ ）を用いることがある。
- （ ⑦ ）により，簡便に構音器官の運動速度と規則性を評価することができる。
- 器質性構音障害の成人例には，（ ⑧ ）の一部を抜粋して，舌の可動域や発話の状態を評価することがある。

■2 ブローイング検査について空欄を埋めなさい。

- ブローイング検査には，ソフトブローイング検査と（ ⑨ ）検査がある。
- 鼻咽腔閉鎖機能の評価に用いるのは，一般的に（ ⑩ ）検査である。
- 呼気鼻漏出の有無は，（ ⑪ ）で確認することができる。

■3 機器を用いた鼻咽腔閉鎖機能の評価について空欄を埋めなさい。

- 構音時の鼻咽腔部の閉鎖の状態は，（ ⑫ ）を用いることで観察可能である。
- ファイバースコープの画像には，中央に咽頭腔，上に（ ⑬ ），下に（ ⑭ ），左右に咽頭側壁が映し出される。
- 内視鏡検査により粘膜下口蓋裂や先天性鼻咽腔閉鎖不全症の（ ⑮ ）適応を決定する。
- （ ⑯ ）は規格化された頭部のＸ線写真である。
- 鼻咽腔閉鎖の評価には，頭部の（ ⑰ ）画像が必要である。
- 画像から軟口蓋の長さと厚み，軟口蓋から（ ⑱ ）までの距離，咽頭腔の深さといった情報を読み取る。
- 開鼻声の鼻音化は，（ ⑲ ）を用いることで定量的に測定することができる。
- 鼻音化率は，経口音圧と経鼻音圧の（ ⑳ ）から算出される。

読み解くための Keyword

オーラルディアドコキネシス (oral diadochokinesis：OD)

　　音節の交互反復運動をできるだけ速く行わせて，構音器官の運動速度と規則性を評価するもの。日本では [pa, ta, ka] の 3 音節が用いられることが多く，[pa] は口唇の機能を，[ta] は前舌の機能を，[ka] は奥舌の機能を評価する。測定方法には IC 法や電卓法，ペン打ち法などが知られているが，近年では専用ソフトを用いて回数および変動性を分析する方法が，最も正確性が高いとされている。

鼻息鏡

　　溝が彫られたミラーを鼻孔の下にあて，鼻息の噴出方向，呼気鼻漏出の有無とその程度を確認するもの。

ブローイング検査

　　ソフトブローイング検査とハードブローイング検査があり，一般的に鼻咽腔閉鎖機能の評価には実際の発話に近いソフトブローイングによる評価を行う。コップに 3 cm 程度の水を入れ，ストローを使ってできるだけ長く水を泡立たせ，呼気の持続時間を計測し，同時に鼻息鏡を用いて呼気鼻漏出の有無，程度を確認する。

鼻咽腔内視鏡 (鼻咽腔ファイバースコープ)

　　ファイバースコープにより肉眼での観察が困難な鼻咽腔〜喉頭までをカメラを通して観察することができる。鼻咽腔閉鎖や咽喉頭の状態，声道内に生じた病変などを映像として観察することが可能。内視鏡検査によって，粘膜下口蓋裂や先天性鼻咽腔閉鎖不全症の手術適応，二次手術の可否，手術法の決定，補綴物の適合状態などを検討するうえで極めて重要な検査である。

頭部X線規格写真 (セファログラム)

　　規格化された頭部の X 線写真で，正面と側面があるが，鼻咽腔閉鎖機能を評価する場合は側面像を確認する必要がある。通常，安静時と発声時のセファログラムを撮影し，両者を比較しながら軟口蓋の長さと厚み，軟口蓋から咽頭後壁までの距離，咽頭腔の深さといった情報を読み取る。

ナゾメーター

　　開鼻声の評価法として，Fletcher (1970) が開発した機器である。鼻腔と口腔を分離する隔壁版に取りつけられたマイクロフォンにより，口腔と鼻腔からの音響エネルギーをそれぞれ採取する。そして，経口音圧と経鼻音圧の総和に対する経鼻音圧の比を求め，これを鼻音化率 (nasalance score) として算出することができる。

❸ ⑫鼻咽腔内視鏡 (鼻咽腔ファイバースコープ)，⑬鼻息鏡，⑭軟口蓋，⑮手術，⑯セファログラム，⑰側面，⑱咽頭後壁，⑲ナゾメーター．
❷ ⑧構音ディアドコキネシス検査(AMSD)，⑨リバースブローイング，⑩ブローイング，⑪鼻息鏡．
❶ ①切り傷，③粘膜下口蓋裂，④舌小帯，⑤舌尖挙上，⑥口蓋帆咽頭運動運動検査，⑦オーラルディアドコキネシス．
解答

39

■1 発話明瞭度の評価について空欄を埋めなさい。

- 検査者の（ ① ）に基づく明瞭度評価である。
- 臨床では発話を（ ② ）段階で評価する会話明瞭度検査がよく用いられている。
- 会話明瞭度検査において「全く了解不能」は段階（ ③ ）である。
- 100音節リストを音読してもらい，正しく聞き取れた（ ④ ）から発話明瞭度（%）を算出する発話明瞭度検査がある。

■2 構音検査について空欄を埋めなさい。

- 構音検査の目的は，構音障害の有無だけでなく，構音障害の程度や特徴を明らかにし，（ ⑤ ）の適応を判定することである。
- 臨床で多く使用されている構音検査に，（ ⑥ ）がある。
- 単語検査では50枚の絵カードを提示し，名称を（ ⑦ ）してもらうことで誤り音や誤り方を確認する。
- 音節検査では一音節ずつ（ ⑧ ）させ，単音節レベルでの構音の誤りを確認する。
- 音検査では検査者が正しく産生した音刺激によって，誤り方に変化があるかどうか（ ⑨ ）の有無を確認する。
- 舌切除例では舌以外の構音器官（口唇，歯，下顎など）を使う（ ⑩ ）の状態を確認する。
- 口蓋裂の場合，構音だけでなく口蓋裂に伴う開鼻声，呼気鼻漏出といった特徴を（ ⑪ ）検査によって包括的に評価する。

■3 機器を用いた構音評価について空欄を埋めなさい。

- 音声の周波数スペクトルを濃淡で表したものを（ ⑫ ）という。
- サウンドスペクトログラムでは（ ⑬ ）を横軸，（ ⑭ ）を縦軸にとる。
- エレクトロパラトグラフィ（EPG）では発話時の舌と（ ⑮ ）の接触を継続的に記録する。
- EPGは異常な構音動態の評価だけでなく，残存舌と口蓋の接触状態が観察できるので，（ ⑯ ）の調整にも有用である。

MEMO

▶発話の明瞭さは，検査者による聴覚的印象評価が基本になるため，ある程度熟練が必要になる。
また，ナイーブリスナーへの受聴傾向から発話明瞭度を算出する方法もある。

MEMO

▶機器の特徴をよく理解したうえで，治療の根拠となる客観的データを収集する。

読み解くための **Keyword**

発話明瞭度検査

　聴覚的印象に基づく発話の明瞭さによって，構音障害の重症度や状態の経時的変化，歯科補綴物の適合状態などを評価する方法。臨床で最も多く用いられているのは，患者との会話や音読サンプルを録音し，5 段階 (1：よくわかる，2：ときどきわからない語がある程度，3：聞き手が話題を知っていればわかる程度，4：ときどきわかる語がある程度，5：全く了解不能) で評価する会話明瞭度検査である。また，日本語の 100 音節を無作為に配列したリストを患者に音読させ，後日数名の協力者に書き取ってもらい，正しく聞き取られた受聴率から発話明瞭度 (％) を算出する発話明瞭度検査などがある。

構音検査

　構音の状態を系統的に評価し，構音障害の有無・程度，構音障害の内容，構音訓練の適応を判定するための検査法。最も臨床で使用されている検査に，新版構音検査 (構音臨床研究会，2010) がある。検査は，音，音節，単語，文，会話で構成されており，誤りがみられた言語条件や音環境，語内位置，被刺激性の有無などの分析を行う。また，音の産生に類似する構音器官の構えや動作を模倣させる構音類似運動検査も含まれる[1]。

口蓋裂言語検査

　口蓋裂にみられる構音障害や口蓋裂に伴う開鼻声，呼気鼻漏出による子音の歪みといった特徴を評価，分析するための検査法[2]。

サウンドスペクトログラム (sound spectrogram)

　音響学的な分析を可能とする検査機器であり，時間を横軸，周波数を縦軸として，音声の周波数スペクトルを濃淡でディスプレイ上に表示する。これにより，実際どのように構音されたのかを画像から分析することが可能。

エレクトロパラトグラフィ (electropalatography：EPG)

　微細な電極を埋め込んだ人工口蓋床を口蓋に装用し，発話時の舌と口蓋の接触を継続的に記録し，ディスプレイ上に表示する。これにより，異常な構音動態を客観的かつ定量的に評価することができる。

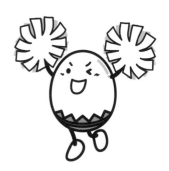

解答
1 ①聴覚的印象　②5，③5，⑤　④受聴率
2 ⑤動態　⑥新版構音検査　⑦構え　⑧動作　⑨被刺激性　⑩代償構音　⑪口蓋裂言語
3 ⑫サウンドスペクトログラム　⑬時間　⑭周波数　⑮口蓋　⑯舌接触補助床 (PAP)

2 器質性構音障害の治療と訓練 ── ①構音訓練の基本と原則

1 **器質性構音障害の訓練に関する基本原則について空欄を埋めなさい。**

- 構音障害が器質的要因に起因する場合，（　①　）のみで改善する可能性は低いため，まず治療の（　②　）を考える。
- 基本的には構音訓練を開始する前に，（　③　）または（　④　）により器質的要因の改善を図る必要がある。
- 舌切除例などの場合，訓練の目標は必ずしも正確な（　⑤　）の獲得ではない。構音の正確さよりも，残存する舌でいかに（　⑥　）を向上させるかが重要になる。
- 小児例の場合，構音訓練の効果は器質的疾患の（　⑦　）と（　⑧　），対象児の（　⑨　），手術の時期，（　⑩　）の状態，合併症の有無，対象児の能力と意欲，（　⑪　）の協力などの要因に左右されるため，ゴールの設定は個々により異なる。

2 **小児例に対する訓練の基本について空欄を埋めなさい。**

- 正音と誤音の弁別が可能な（　⑫　）と（　⑬　）があるかを確認する。
- 最初に選ぶ音（誤り音）は（　⑭　）性がみられたり，誤り方が（　⑮　）で反応のよい音から訓練を始めるとよい。
- 言語条件は，単音，単音節，無意味音節，単語，文章，会話へと（　⑯　）に訓練を進める。
- 音の産生訓練では，（　⑰　）法や（　⑱　）法など機能性構音障害の訓練としても用いられる伝統的な指導技法を用いることがある。
- 口蓋化構音の場合，舌全体の（　⑲　）を除去してから産生訓練に移る。
- 声門破裂音の指導では，硬起声にならないように（　⑳　）発声を用いたり，有声破裂音 [b] では（　㉑　）を用いるとよい。
- 舌突出癖や吸指癖が開咬や上顎前突の原因になっている場合には，（　㉒　）が有効である。

3 **成人例に対する訓練の基本について空欄を埋めなさい。**

- 残存舌の運動能力が期待できる場合は，残存舌で正常に近い音が産生できるように（　㉓　）や（　㉔　）を指導する。
- 舌切除により残存舌での構音産生が困難な場合は，早期に（　㉕　）の適応などを検討する。
- さまざまな機器を用いて目に見えない音声情報を視覚化して本人に提示する（　㉖　）法による介入も試みられている。

HINT
▶鼻咽腔閉鎖機能不全を放置したまま構音訓練を行っていても，訓練効果はあがりにくい。

HINT
▶硬起声発声とは，内喉頭筋が緊張し，力みのある強い声をいう。声門破裂音の指導では，口唇と声門の二重構音にならないよう注意が必要である。

読み解くための Keyword

プライオリティー

構音障害が器質的要因に起因する場合，まず治療のプライオリティー（優先度）を考えなければならない。たとえば，鼻咽腔閉鎖機能不全に関連する構音の誤りがみられた場合は，まずは外科的治療，または発音補助装置による補綴的治療によって鼻咽腔閉鎖機能を改善し，その後，口腔運動の機能訓練や構音産生訓練を開始する。その他，舌小帯異常や歯列異常などが原因の場合も同様であり，できれば構音訓練を開始する前に器質的要因を改善しておきたい。

系統的な構音訓練

系統的な構音訓練とは，ターゲットとなる音を正しい構音操作へと導き，日常会話に般化させるまで段階的に進めていく方法である。訓練は発達年齢が4歳前後に達してから開始するのが望ましい。基本的には，検査によって被刺激性がみられた誤り方が浮動的な音から始め，単音，単音節，無意味音節，単語，文章，会話へと進めていく。音の産生訓練方法は，構音位置づけ法や漸次接近法など機能性構音障害の訓練としても用いられる技法と同じである。

口腔筋機能療法 (oral myofunctional therapy：MFT)

舌突出癖や吸指癖が開咬や上顎前突を招くほか，アレルギー性鼻炎などによる口呼吸の習慣が，口腔周囲の筋肉に悪影響を及ぼすことがある。口腔筋機能療法 (MFT) は，こうした後天的な筋肉の不調和を舌や口唇，頬などの口腔顔面筋のトレーニングにより改善していく方法である。

代償性構音

外科治療の結果として，構音に必要な舌のボリュームや可動性が低下すると音の歪みや置換，省略などが起きるが，広い意味ではこれらはすべて代償性構音ということができる。狭義には，解剖学的にある特定の構音の改善が望めないとき，構音点や構音様式の近い音を意図的に指導・訓練することを指し，実用的な意思伝達を改善する工夫が行われる。

バイオフィードバック法

おもに機器を用いて，鼻咽腔閉鎖機能や呼気鼻漏出，構音の状態などを視覚的にフィードバックする訓練技法をいう。鼻咽腔閉鎖や開鼻声をフィードバックする方法として鼻咽腔ファイバースコープやナゾメーターを，また構音操作をフィードバックする方法としてエレクトロパラトグラフィ (EPG) などがある。

１ 口腔癌の治療について空欄を埋めなさい。

- （　①　）ではなく，原疾患である「癌」の治療が最優先とされる。
- 口腔癌に対する有効な治療法として，外科治療の他に（　②　）と（　③　）がある。
- いずれか 1 つの治療法により根治が難しい場合は，2 つ以上の治療法を組み合わせた（　④　）が行われる。
- 癌の根治を目的とせず，癌に伴う痛みの緩和や副作用の軽減を目的とする治療を（　⑤　）または緩和ケアという。

２ 外科治療について空欄を埋めなさい。

- 癌が発生したところを（　⑥　）という。
- 切除した部位と範囲によって，その後の（　⑦　）は大きく異なる。
- 頸部リンパ節へ転移がある場合，（　⑧　）により周囲の神経，血管，筋肉を一緒に切除する。
- 切除された欠損部は，基本的に自身の他の組織によって（　⑨　）される。
- 舌の再建には，おもに前腕部や（　⑩　）筋が用いられる。

３ 放射線治療について空欄を埋めなさい。

- 放射線治療のおもな目的は，癌を（　⑪　）すること，術前に癌を（　⑫　）すること，術後の（　⑬　）を予防することである。
- 放射線治療には（　⑭　）と組織内照射がある。
- リンパ節への転移のない癌や比較的小さい早期の舌癌においては，（　⑮　）により根治を目指す。
- 放射線治療の副作用として，口腔粘膜炎による（　⑯　）や（　⑰　）の低下がみられる。

４ 化学療法について空欄を埋めなさい。

- 癌治療における化学療法とは，（　⑱　）治療のことを意味する。
- 化学療法の目的は，術前に癌を小さくすること，術後の再発を予防すること，（　⑲　）がある場合その治療をすることである。
- 抗悪性腫瘍薬（抗がん剤）の一般的な副作用として，吐き気，食欲の低下のほか，免疫力が低下し（　⑳　）を引き起こしやすくなることがある。
- より治療効果を高めるために，化学療法と（　㉑　）治療を併用することがある。

MEMO

▶口腔癌のなかで舌癌の占める割合は 30〜60 ％と高く，言語聴覚士として臨床で出会う機会も多い。したがって，「癌」という疾患や治療法についてもしっかり理解しておきたい。

読み解くための Keyword

医学的治療

　口腔・中咽頭癌は，耳鼻科，頭頸部外科，歯科・口腔外科，形成外科，放射線科などが協働して治療にあたる。一般的に医学的治療とは外科治療を指すことが多いが，口腔・中咽頭癌の場合，外科治療に加え，放射線治療や化学療法などが含まれる。いずれか1つの治療法により根治が難しい場合は，2つ以上の治療法を組み合わせた集学的治療が行われる。これらの積極的治療に対し，癌の根治を目的とせず，癌に伴う痛みの緩和や副作用の軽減を目的とする治療を支持療法，または緩和ケアという。患者と担当医は，癌の種類，発生部位，浸潤度や予後などを十分に考慮して，これらの選択肢から治療法を決めることになる。

外科治療

　癌が発生したところを原発巣という。原発巣の大きさや浸潤度によっては，舌を広範囲に切除しなければならない。切除した部位・範囲によって，その後の後遺症が決まる。癌の大きさが比較的小さく，頸部のリンパ節転移がない初期の癌には，口内法による部分的な原発巣手術が行われる。この場合，摂食・嚥下や構音への影響は，それほど大きくない。これに対し，原発巣とリンパ節へ転移した部分を一塊で摘出する頸部郭清術は，摂食・嚥下機能や構音への影響が大きい。欠損部は血管吻合術（マイクロサージェリー）を用いた有茎皮弁，または遊離皮弁による再建術が行われる。舌の再建には，おもに前腕部や腹直筋が用いられる。術後はできるだけ早期に口腔機能のリハビリテーションを系統的に進め，器質的な欠損に対しては，補綴歯科において義歯や顎義歯の製作を行う必要がある。

放射線治療

　放射線治療は，おもに遠隔転移のない癌や大きさが小さいもの，切除できない部位に発生した癌などが対象になる。組織内照射と外照射があり，また外科治療を行う前に癌を小さくする術前照射と手術で切除しきれずに残った癌を死滅させる術後照射に分けられる。治療に放射線を使用するため，合併症として口腔粘膜炎，味覚異常，放射線性う蝕，瘢痕形成，唾液分泌の低下，放射線性骨壊死などを起こすことがある。

化学療法

　癌治療における化学療法とは，抗がん剤治療のことを意味する。つまり，癌細胞の増殖を阻害する薬による治療である。化学療法の目的は，術前に癌を小さくする，術後の再発予防，微小転移の治療，手術困難例の治療である。薬剤の影響を強く受けるため，副作用としては口腔粘膜炎，味覚異常，歯肉出血，口腔乾燥などがある。また，免疫力が低下することにより，感染症のリスクが高まる。化学療法に放射線治療を併用して治療効果を高めることもある。

❶口唇裂手術について空欄を埋めなさい。

- 片側口唇裂の手術の目的は，（　①　）な口唇および外鼻を形成することである。
- 片側口唇裂の初回手術では，Z形成術を応用した（　②　）法が用いられることが多い。
- 両側口唇裂の初回手術では，左右のバランスがとりやすく，口輪筋の連結が可能な（　③　）法が用いられることが多い。

❷口蓋形成手術について空欄を埋めなさい。

- 口蓋裂手術の目的は，良好な（　④　）獲得と良好な（　⑤　）発育を達成することである。
- これを達成するために初回手術では，裂の閉鎖，（　⑥　）の再構築，鼻咽腔の狭小化が図られる。
- 口蓋形成術（初回手術）として現在よく用いられるものに，（　⑦　）法と（　⑧　）法がある。

❸鼻咽腔閉鎖機能不全例への二次手術について空欄を埋めなさい。

- 二次手術には re-pushback 法や（　⑨　）術などが用いられている。
  <small>リ ブッシュバック</small>
- 軟口蓋が比較的長く，動きのよい症例には（　⑩　）法が適用される。
- 軟口蓋が短く動きが悪い症例には，（　⑪　）術が適用される。

❹初回手術の時期について空欄を埋めなさい。

- 口唇裂手術は，生後（　⑫　）か月，体重 6 kg 程度を目安に初回手術が行われる。
- 口蓋裂手術は，（　⑬　）を重視して，1〜2 歳に行う早期手術と（　⑭　）を重視して，4〜5 歳以降に行う晩期手術がある。

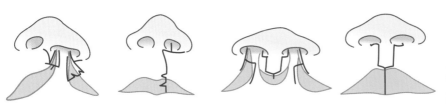

ミラード法を用いた片側口唇裂手術　　　　マリケン法を用いた両側口唇裂手術

- **ミラード法，マリケン法**
  〔国立成育医療研究センター：口唇口蓋裂．（https://www.ncchd.go.jp/hospital/sickness/children/cleft-lip-and-palate.html）より改変〕

💡HINT

▶良好な言語獲得と顎発育を得るためには，できるだけ早く手術をしたほうがよいというわけではない。

📝MEMO

▶披裂の状態により異なるが，1 回の手術で終わることは少なく，幼少期から数回の手術を経験することが多い。

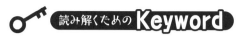

読み解くための **Keyword**

□唇裂の初回手術法

　片側口唇裂は口唇のみならず裂側の外鼻に顕著な変形をもたらすため，手術の課題はいかに左右の対称性を得るかである。Z形成術を応用したミラード法に赤唇の上に小三角弁をつけ加えた改良法を用いる施設が多い。両側口唇裂は鼻柱が短い，中央唇の組織不足，中間顎の突出などの問題がある。これにはマリケン法が一般的な方法で，手術を 2 回に分けず 1 回で行う施設も増えている[1]。

□蓋裂の初回手術

　口蓋裂手術の目的は，良好な言語獲得と良好な顎発育を達成することである。したがって，口蓋形成術（初回手術）により，裂の閉鎖，口蓋帆挙筋の再構築，鼻咽腔の狭小化を図る。初回手術として現在よく用いられる方法には，pushback 法とファーラー法がある。pushback 法は硬口蓋弁の剥離方法で粘膜骨膜弁法や粘膜弁法に分類される。

□蓋裂の二次手術

　口蓋裂初回手術後，鼻咽腔閉鎖機能が良好ではない例は 10〜20％と報告されており，二次手術を受けるのは 10％前後といわれている。鼻咽腔閉鎖機能不全の原因としては，①軟口蓋が短い，②軟口蓋の動きが悪い，③咽頭腔が深い，などが考えられる[2]。現在，二次手術には re-pushback 法（口蓋再後方移動術），咽頭弁形成術などが用いられている。軟口蓋が比較的長く，動きの良い症例には re-pushback 法が，軟口蓋が短く動きが悪い症例には咽頭弁形成術が適用される。

□唇裂形成術と口蓋裂形成術の手術時期

　口唇裂手術の時期：生後 3 か月，体重 6 kg 程度を目安に初回手術を行う。

　口蓋裂手術の時期：言語発達を重視して 1〜2 歳に行う早期手術と，顎発育を重視して 4〜5 歳以降に行う晩期手術があり，施設によってばらつきがある。

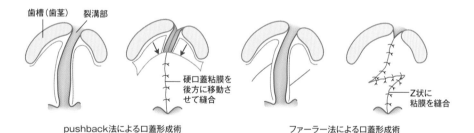

● **pushback法，ファーラー法**

〔岡崎恵子，他（編）：第 2 章　口蓋裂の言語臨床に必要な基礎知識．口蓋裂の言語臨床．第 3 版，医学書院，21，2011 の図 2 - 21 より改変〕

■ 補綴的治療について空欄を埋めなさい。

- 「補綴」とは，身体の欠損した部位の形態や機能を（　①　）で補うことをいう。
- 身体の中に埋入する体内装着物を（　②　）という。
- 身体の外に取りつける体外装着物を（　③　）という。
- 補綴的治療の対象は，（　④　）治療や機能訓練のみで機能回復が見込めないケースである。

■ 補綴的発音補助装置について空欄を埋めなさい。

- 軟口蓋挙上装置とは，（　⑤　）機能の賦活・獲得を目的に作製される発音補助装置である。
- 軟口蓋挙上は不十分であるが，軟口蓋の長さが短小でなければ（　⑥　）が適応になる。
- 軟口蓋の長さが短く，咽頭壁と接触しない場合は（　⑦　）が適応になる。
- 軟口蓋欠損例には，軟口蓋（　⑧　）を用いて欠損部を補完する。

▶鼻咽腔部の補綴は，その形態により挙上子型（軟口蓋挙上装置），バルブ型（バルブ型スピーチエイド），栓塞子型（軟口蓋栓塞子）に分類される。

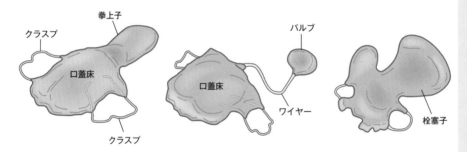

a.　軟口蓋挙上装置
(PLP：palatal lift prosthesis)

b.　バルブ型スピーチエイド
(Bulb-PLP)

c.　軟口蓋栓塞子

● **補綴的発音補助装置**

■ 補綴的装置について空欄を埋めなさい。

- 口蓋裂児の場合，哺乳障害の軽減を目的に（　⑨　）が作製される。
- 口蓋形成術術後に生じた小さな瘻孔には，（　⑩　）が作製される。
- 上顎悪性腫瘍摘出に伴う比較的大きな瘻孔には，上顎歯列を含む（　⑪　）が適応される。
- 口腔外科領域では，顎義歯を（　⑫　）とよぶ。
- 舌・口腔底の腫瘍切除後，舌と口蓋の接触を補助する装置を（　⑬　）という。
- 悪性腫瘍や外傷により顔面の欠損した箇所を閉鎖・修復する補綴的装置を（　⑭　）という。

読み解くための Keyword

補綴的治療

　　補綴とは，身体の欠損した部位の形態や機能を人工物で補うことをいう。一般的に身体の中に埋入する体内装着物をプロテーゼ，身体の外に取りつける体外装着物をエピテーゼという。たとえば，歯の欠損に対して義歯やクラウン，ブリッジなど人工物を用いた治療がなされるが，これらが歯科領域における補綴的治療である。発声発語器官の機能障害や組織欠損による器質的障害がある場合，外科的治療だけでは機能回復が得られないことがあり，このようなケースに対しておもに補綴的装置の利用と機能訓練が選択される。

哺乳床（ホッツ床）

　　口蓋裂児の被裂部を覆う人工口蓋床である。主として哺乳の改善，鼻粘膜の保護，上顎の発育誘導を目的とする。生後できるだけ早い時期に作製し，およそ 10〜12 か月頃まで装着する。口唇裂単独の場合を除いて，その他のすべての裂型に対して用いることができる。

軟口蓋挙上装置(palatal lift prosthesis：PLP)

　　口蓋裂，神経筋疾患，口腔・咽頭腫瘍などに起因する鼻咽腔閉鎖機能不全に対し，鼻咽腔閉鎖機能の賦活・獲得を目的に作製される発音補助装置である。軟口蓋の長さは十分であるが，運動機能低下により挙上が不十分な場合，軟口蓋挙上装置（パラタルリフト）が適応される。軟口蓋の運動機能のよしあしにかかわらず，軟口蓋の長さが短く咽頭壁に到達しない，あるいは鼻咽腔周囲の組織欠損などにより鼻咽腔閉鎖が達成されない場合は，その間隙をバルブによって埋めるバルブ型スピーチエイドが作製される。また，軟口蓋や咽頭腫瘍の術後，上顎に比較的大きな欠損が生じた場合は，栓塞子が作製され，軟口蓋にあたる部分を覆うように塞ぐことにより，発話や嚥下機能を助ける。

口蓋（瘻孔）閉鎖床と顎義歯

　　口蓋の組織欠損により生じた口腔と鼻腔の交通（鼻口腔瘻孔）は，音声の鼻音化や鼻雑音を惹起し，また慢性的な鼻炎や上顎洞炎を引き起こす。このような口蓋および上顎に生じた組織欠損を補填することを目的とした装置が口蓋閉鎖床や顎義歯である。一般的に口蓋裂に対する口蓋形成術術後に生じた小さな瘻孔には，口蓋閉鎖床が適応となる。上顎悪性腫瘍摘出に伴う比較的大きな鼻口腔瘻孔には，上顎歯列を含む顎義歯が適応される。口腔外科領域では，顎義歯をプロテーゼとよぶことが多い[1]。

舌接触補助床（palatal augmentation prosthesis：PAP）

　　舌・口腔底の腫瘍切除後，舌のボリュームが減少することで口蓋との接触が難しいケースに対し，代償的に口蓋を低くして舌と口蓋の接触を補助する装置を舌接触補助床（PAP）という。

顔面補綴装置

　　口腔外科領域におけるエピテーゼとは，悪性腫瘍や外傷により顔面の欠損した箇所を閉鎖・修復する補綴的装置をいう。構音・咀嚼・嚥下機能の改善を図るとともに，顔貌の審美性を回復することを目的とする。

解答

❸ ⑨ホッツ床，⑩口蓋閉鎖床，⑪顎義歯，⑫プロテーゼ，⑬舌接触補助床(PAP)，⑭顔面補綴装置（エピテーゼ）

❷ ⑤鼻咽腔閉鎖，⑥パラタルリフト(PLP)，⑦バルブ型スピーチエイド，⑧栓塞子

❶ ①ヒト物，②プロテーゼ，③エピテーゼ，④外科的

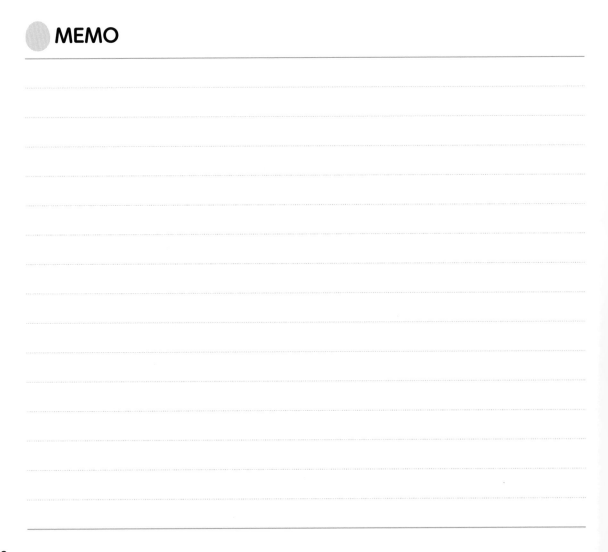

MEMO

第 **4** 章

器質性構音障害の環境調整

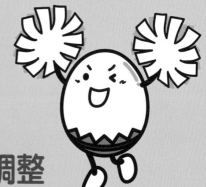

外科的手術の前後にわたってサポートにあたる言語聴覚士には，言語治療だけでなく，当事者とその家族に対して心理的なサポートが求められる。当事者は言葉の問題で悩んでいたり，頭頸部の手術に大きな不安を抱えていることがある。また，術後も審美的な問題や発話の不自然さをからかわれたり，時には心ないいじめにあうことさえある。さらに言語障害だけでなく，知的障害や聴覚障害などの問題を併せもつ場合もあり，その家族もまた深刻な悩みや不安を抱えていることが多い。

そのため，この章では器質性構音障害児・者の心理面の特徴と心理的ケアについて学び，さらに必要に応じて適切な関係機関と速やかに連携がとれるように，環境調整に関する要点を押さえておきたい。

1 家族への支援と心理的ケア

■■口唇口蓋裂患者とその家族の心理について空欄を埋めなさい。

- 認知機能や運動機能の発達に比べ，初期の（　①　）に遅れを示すことがある。
- 良好な親子関係が築けるように，家族面接を行うことで（　②　）の障害理解と受容を促す。
- 構音障害や顔貌の特徴，矯正器具の装着などにより，（　③　）などネガティブな経験することが少なくない。
- たび重なる手術やそれに伴う入院・通院など，治療は（　④　）にわたる。
- 思春期以降も傷跡など，（　⑤　）な問題に起因するストレスを抱えやすい。
- （　⑥　）などを利用して社会的不適応を解消するための援助を行う。
- 情報共有の場として，親の会や友の会（当事者の会）といった（　⑦　）も有効に活用するとよい。

HINT

▶審美的とは？
たび重なる手術の傷跡
や矯正器具など。

■■口腔癌患者の心理について空欄を埋めなさい。

- 癌患者の約半数が何らかの（　⑧　）を有し，なかでも（　⑨　）や（　⑩　）の頻度が高い。
- 終末期で入院を要する患者では，（　⑪　）の割合が増加する。
- 不安や抑うつの最大の原因の 1 つに，コントロールできない（　⑫　）がある。
- 癌患者の適応障害やうつ病の危険因子として，（　⑬　）であること，（　⑭　）であること，（　⑮　）であることなどがあげられる。
- 顕在化した精神症状には，（　⑯　）が併用される。

■■家族の経済的負担を軽減する仕組みについて空欄を埋めなさい。

- （　⑰　）制度は，医療費の自己負担額の軽減を目的とした公費負担制度である。
- 口唇口蓋裂の手術や入院にかかる費用は，（　⑱　）歳未満の児童の場合，必要な医療費を都道府県が負担する（　⑲　）を利用することができる。
- （　⑳　）手帳の交付を受けている 18 歳以上の人は，音声言語障害や咀嚼機能障害の治療に（　㉑　）を利用することができる。

MEMO

▶言語障害児・者に関
連する医療制度や利用
可能な社会福祉サービ
スに関しては，言語聴
覚士として最低限知っ
ておくべきである。

読み解くための Keyword

□唇□蓋裂患者の心理

　一般的に非症候群性の□唇□蓋裂や□唇□蓋裂に併存する障害がないものは，知的発達に遅れはなく，認知機能や運動機能の発達は定型であり，病的な精神症状を呈することはない。ただし，早期の言語発達に遅れを示すことがあり，その後の構音発達や言語学習に影響を及ぼすことがある。また，構音障害や顔貌の特徴，歯科矯正器具の装着などをきっかけに，学童期にいじめを経験するケースは少なくない。

　さらに，たび重なる手術やそれに伴う入院生活，通院など長期にわたる治療は，痛みや時間的な束縛以外に心理的な問題を引き起こすことがある。この長期にわたる治療を成立させるためには，家族の理解だけでなく，本人が現状と今後の治療計画をよく理解し，周囲の支援者とよく話し合いながら前向きに治療に取り組むことが非常に重要である。

□腔癌患者の心理

　癌患者の約半数が何らかの精神症状を有し，なかでも適応障害，うつ病とせん妄の頻度が高い。終末期で入院を要する患者ではせん妄の割合が増加し，30〜90％に及ぶことが報告されている。癌患者の適応障害やうつ病の危険因子として，若年者，独居，進行性，再発，痛み，身体的機能の低下，うつ病の既往，神経質な性格傾向，周囲からの乏しい援助などが指摘されている[1]。

　これらのなかでもコントロールできない痛みの存在は，不安や抑うつの最大の原因の 1 つであり，精神症状と癌性疼痛が同時に存在する場合は，原則として除痛が優先される。せん妄は軽度から中程度の意識混濁に，幻覚，妄想，興奮などのさまざまな精神症状を伴う特殊な意識障害であり，癌に関連して発現するストレス疾患として適応障害やうつ病などとは異なる精神症状である。これらの精神症状には薬物療法が併用され，せん妄には抗精神病薬，適応障害には抗不安薬，うつ病には抗うつ薬が用いられる。

自立支援医療制度

　自立支援医療制度は，医療費の自己負担額の軽減を目的とした公費負担制度である。□唇裂・□蓋裂の治療は幼少期から始まり，複数回にわたる手術や入院，言語指導，歯列矯正など，治療全体にかかる費用は高額なものである。このような経済的負担のために適切な治療の機会を逸することのないように，経済的な側面から家族をサポートする仕組みである。自立支援医療には，機能障害を伴う特定の疾患に対して，18 歳未満の児童が対象となる育成医療と身体障害者手帳の交付を受けている 18 歳以上の人が対象となる更生医療がある。

2 関係機関との連携とコンサルテーション

■他職種および関係機関との連携について空欄を埋めなさい。

- 口唇口蓋裂児の治療では，哺乳障害，言語障害，顎発育障害，歯科的問題，耳鼻科的問題など問題が多岐にわたる。そのため多職種協働による（ ① ）が不可欠である。
- 言語聴覚士は言語管理を行い，客観的評価に基づいた情報をチームメンバーに（ ② ）する。
- 言語聴覚士にはチームにおける（ ③ ）としての役割が期待されている。
- 対人援助の諸分野において，異なる専門職の間でよりよい援助の在り方について話し合うプロセスを（ ④ ）という。
- 言語聴覚士は医療以外の関連機関や他職種，社会制度など，患者が利用可能な（ ⑤ ）についても十分に理解しておく必要がある。
- 学校教育との連携の際に，学校側の連絡・調整窓口になるのが（ ⑥ ）であり，また言語障害のある児童に対し直接指導にあたる（ ⑦ ）担当教員とも密接に連携をとる。
- 成人の器質性構音障害患者にとって，（ ⑧ ）の可能性は構音障害の程度と関連する。
- 言語聴覚士は（ ⑨ ）リハビリテーションや（ ⑩ ）リハビリテーションなどの概念もよく理解しておく必要がある。
- 何らかの障害や困難さ，悩みを抱えた人が同様の問題を抱えている個人や家族とともに当事者同士の自発的なつながりで結びついた集まりを（ ⑪ ）という。
- 「自分一人だけ」という思いや悩みを打ち明けられない苦しさを抱える当事者にとって，（ ⑫ ）がいることを知ることには大きな意義がある。

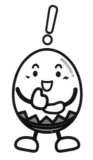

📝MEMO

▶口唇口蓋裂児・者やその家族が立ち上げられたセルフヘルプグループに「口友会」があり，全国でさまざまな取り組みが行われている。

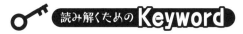

読み解くための Keyword

関係機関との連携

　器質性構音障害の小児例の場合，関係機関は多岐にわたる。医療機関は歯科や耳鼻科に通院していたり，所属する学校では学内の言語障害通級指導教室を利用しているかもしれない。また，地域の発達支援センターや放課後等デイサービスなどを利用していることもある。したがって，言語聴覚士は医療以外の関係機関や他職種，社会制度など，対象が利用可能な社会資源についても把握し，これらの関係機関，または他の専門職とチームを組んで対象の社会生活を支援していく「チームアプローチ」という概念をよく理解しておく必要がある。

コンサルテーション

　コンサルテーションとは，対人援助の諸分野において，異なる専門職の間で連携・協力し，よりよい援助の在り方について話し合うプロセスをいう。一方の専門家が抱える業務上の問題を他方の専門家が援助する仕組みでもある。たとえば，口蓋裂を有する幼児が所属する幼稚園に，口蓋裂に詳しい先生がいない場合，その子にどのような配慮が必要なのか，周りの子にどのように説明すればよいのか，補綴装置は誰がどのように管理すべきかなど，たちまち対応に困ることが予想される。そこで，口蓋裂に関する知識を有している言語聴覚士がコンサルタントとして情報の橋渡しをすることで，地域における支援機関が有機的につながり，課題解決を図ることができる。

職場復帰

　職場復帰の可能性は基本的には構音障害の程度と関連する。構音障害が重度の場合，話す機会の多い職種に復帰するのは難しいことが多い。ただし，口腔癌は他の部位の癌と同様，50〜60歳代以上の男性に多い。したがって，職場復帰の問題を抱える患者は非常に多いことが考えられる。われわれ言語聴覚士は社会リハビリテーションや職業リハビリテーションなどの概念もよく理解して，職場復帰をした場合を想定した評価・訓練を行い，患者の社会参加を実現する力を高める必要がある。

自助グループ（セルフヘルプグループ）

　自助グループとは，何らかの障害や困難さ，悩みを抱えた人が同様の問題を抱えている個人や家族とともに当事者同士の自発的なつながりで結びついた集まりをいう。口唇口蓋裂児・者とその家族を中心に起ち上がった口友会（1970）は，会員相互の連絡や情報交換，医療制度の改善と社会保障の拡充，ならびに，この疾患に対する社会的理解の促進を図ることを目的とした当事者グループである。多くの患者は「自分一人だけ」という思いや悩みを打ち明けられない苦しさを抱えていることが多いので，仲間がいることを知ることには大きな意義がある。

● 文 献

●引用文献●

第1章 器質性構音障害の歴史

1 器質性構音障害に関する歴史的変遷

1) 寺島良安（編著）：上之巻 第十巻 人倫之用. 和漢三才図会. 中近堂, 469, 1712
2) 加藤正子：口蓋裂治療の歴史と展望. 聴能言語研 6：50 - 57, 1989

第2章 器質性構音障害の基礎

2 器質性構音障害にかかわる解剖と生理―②口腔顔面領域の発生と成長に伴う変化

1) 岡崎恵子, 他（編）：第2章 口蓋裂の言語臨床に必要な基礎知識. 口蓋裂の言語臨床. 第3版, 医学書院, 11 - 12, 2011

3 器質性構音障害の特徴―②術後の構音障害

1) 大森孝一, 他（編）：XI. 発声発語障害学 3. 成人構音障害. 言語聴覚士テキスト. 第3版, 医歯薬出版, 392 - 393, 2018

3 器質性構音障害の特徴―④異常構音（2）鼻咽腔閉鎖機能不全に直接関連しないもの

1) 斉藤裕恵（編著）：第2章 口唇口蓋裂の基礎知識. 器質性構音障害（言語聴覚療法シリーズ, 8）. 建帛社, 71 - 72, 2014

4 器質性構音障害に関連する疾患―①口唇・口蓋の異常（1）

1) 岡崎恵子, 他（編著）：第2章 口蓋裂の言語臨床に必要な基礎知識. 口蓋裂の言語臨床. 第3版, 医学書院, 14, 2011

4 器質性構音障害に関連する疾患―③舌の異常（1）

1) 磯野信策, 他：先天性無舌症児の構音の観察. 音声言語医 34：149 - 157, 1993
2) 住友亜佐子, 他：無舌症児の構音獲得に関する一考察. 音声言語医 59：251 - 259, 2018
3) 松田千春, 他：巨舌症に対する舌縮小術施行前後の口腔形態―発音機能の経年的観察―. 小児口腔外 5：57 - 64, 1995

第3章 器質性構音障害の臨床

1 器質性構音障害の評価―③音声言語の評価

1) 構音臨床研究会（編）：新版構音検査. 千葉テストセンター, 2010
2) 日本コミュニケーション障害学会（編）：口蓋裂言語検査. インテルナ出版, 2007

2 器質性構音障害の治療と訓練―③医学的治療（2）

1) 岡崎恵子, 他（編）：第5章 口蓋裂言語と治療. 口蓋裂の言語臨床. 第3版, 医学書院, 75 - 80, 2011
2) 高戸 毅（監）：第5章 鼻咽腔閉鎖機能不全の手術治療. 口唇口蓋裂のチーム医療. 金原出版, 89 - 96, 2005

2 器質性構音障害の治療と訓練―④発音補助装置（補綴装置）の利用

1) 夏目長門（編）：II章 口腔外科学 6 -B 人工材料による機能回復. 臨床歯科医学・口腔外科学（言語聴覚士のための基礎知識）. 医学書院, 160 - 168, 2006

第 4 章　器質性構音障害の環境調整

1　家族への支援と心理的ケア

1)　日本口腔腫瘍学会（編）：第 10 章 緩和医療．科学的根拠に基づく口腔癌診療ガイドライン．金原出版，
2013

●参考文献●

・　Bernthal JE, 他（編著）, 船山美奈子, 他（監訳）：構音と音韻の障害—音韻発達から評価・訓練まで—. 協
同医書出版社，2001
・　加藤正子：口蓋裂治療の歴史と展望．聴能言語研 6：50 - 57，1989
・　熊倉勇美, 他（編）：発声発語障害学（標準言語聴覚障害学）．第 2 版，医学書院，2015
・　白坂康俊, 他：言語聴覚士のための機能性構音障害学．医歯薬出版，2012
・　夏目長門（編）：臨床歯科医学・口腔外科（言語聴覚士のための基礎知識）．第 2 版，医学書院，2016
・　加藤正子, 他（編著）：特別支援教育における構音障害のある子どもの理解と支援．学苑社，2012
・　大森孝一, 他（編）：言語聴覚士テキスト．第 3 版，医歯薬出版，2018
・　岡崎恵子, 他（編著）：口蓋裂の言語臨床．第 3 版，医学書院，2011
・　斉藤裕恵（編著）：器質性構音障害（言語聴覚療法シリーズ 8）．建帛社，2002
・　磯野信策, 他：先天性無舌症児の構音の観察．音声言語医 34：149 - 157，1993
・　住友亜佐子, 他：無舌症児の構音獲得に関する一考察．音声言語医 59：251 - 259，2018
・　松田千春, 他：巨舌症に対する舌縮小術施行前後の口腔形態—発音機能の経年的観察—．小児口腔外科 5：
57 - 64，1995
・　広島県歯科衛生連絡協議会：子どもの健全な発育のための歯列咬合マニュアル．2010
・　日本コミュニケーション障害学会（編）：口蓋裂言語検査．インテルナ出版，2007
・　構音臨床研究会（編集）：新版 構音検査．千葉テストセンター，2010
・　阿部雅子：構音障害の臨床—基礎知識と実践マニュアル—．改訂第 2 版，金原出版，36 - 41，2008
・　日本口腔外科学会：口唇裂・口蓋裂診療ガイドライン．2008
・　日本口腔腫瘍学会（編）：科学的根拠に基づく口腔癌診療ガイドライン．金原出版，2013
・　日本聴能言語士協会講習会実行委員会（編）：口蓋裂・構音障害（アドバンスシリーズ／コミュニケーション障
害の臨床 6）．協同医書出版社，80 - 97，2001

採点表

	1回目	2回目	3回目
第1章　器質性構音障害の歴史			
1　器質性構音障害に関する歴史的変遷	／13	／13	／13
第2章　器質性構音障害の基礎			
1　器質性構音障害の定義	／16	／16	／16
2　器質性構音障害にかかわる解剖と生理			
①発声発語器官の仕組み	／20	／20	／20
②口腔顔面領域の発生と成長に伴う変化	／20	／20	／20
③正常な構音の獲得過程	／19	／19	／19
3　器質性構音障害の特徴			
①共鳴の異常	／14	／14	／14
②術後の構音障害	／14	／14	／14
③異常構音（1）鼻咽腔閉鎖機能不全に関連するもの	／21	／21	／21
④異常構音（2）鼻咽腔閉鎖機能不全に直接関連しないもの	／18	／18	／18
4　器質性構音障害に関連する疾患			
①口唇・口蓋の異常（1）	／10	／10	／10
②口唇・口蓋の異常（2）	／18	／18	／18
③舌の異常（1）	／14	／14	／14
④舌の異常（2）	／12	／12	／12
⑤歯列・顎の異常	／16	／16	／16
⑥頭頸部奇形等を伴う先天異常	／6	／6	／6

	1回目	2回目	3回目
第3章　器質性構音障害の臨床			
1　器質性構音障害の評価			
①構音に関連する諸要因の評価	／15	／15	／15
②発声発語器官の形態と機能の評価	／20	／20	／20
③音声言語の評価	／16	／16	／16
2　器質性構音障害の治療と訓練			
①構音訓練の基本と原則	／26	／26	／26
②医学的治療（1）	／21	／21	／21
③医学的治療（2）	／14	／14	／14
④発音補助装置（補綴装置）の利用	／14	／14	／14
第4章　器質性構音障害の環境調整			
1　家族への支援と心理的ケア	／21	／21	／21
2　関係機関との連携とコンサルテーション	／12	／12	／12
合　計	／390	／390	／390

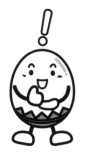

器質性構音障害の基礎から臨床まで学んできましたが，理解は深まりましたか？　空欄を埋めることができるようになれば，次はドリルのように繰り返し，反復して覚えていきましょう。本書を活用した学びが皆さんの目標達成につながることを心よりお祈りしています。

索　引

索 引

欧　文